血管年齢を簡単に10歳若くする方法

日本人は
4人に1人が
「血管」で
死んでいる

久保一人
Kubo Kazuhito
東京血管外科クリニック院長

さくら舎

目次

第一章　若さをとりもどすのは血管から

歳を重ねても若く見えるのはなぜか？　10
若く見えるかどうかの決め手は血管年齢　13
誰でも受けられる血管年齢を測定する検査　15
老化のスピードが速まっている現代人の血管　18
　天海祐希さんが四五歳で心筋梗塞で緊急入院　18
　サッカーの松田直樹選手が三四歳で急性心筋梗塞で死亡　20
　磯野貴理子さんは五〇歳で脳梗塞で緊急入院　22
　Mr.Childrenの桜井和寿さんは三二歳で小脳梗塞に襲われる　23
寝たきりを予防し、「健康寿命」を延ばす　24

第二章　血管は若返る

血管は健康を維持し命を支えるインフラ　30
血管の壁の内側が狭くなる動脈硬化　32
生活スタイルの改善で、血管年齢は若返る　34
血管内皮前駆細胞（ＥＰＣ）の活性化で血管は若返る　41
血管は内膜・中膜・外膜の三層からできている　43
血管の内皮細胞は「血管の司令塔」　45
血管内皮へのダメージから動脈硬化が進展　46
健康診断からわかる血管年齢　49
悪玉コレステロール値の上昇、脂質異常症は要注意　50
血糖値は血管年齢を測定する重要な目安　53
毒性の強い終末糖化産物＝ＡＧＥｓ　55
足の逆流防止弁が壊れると下肢静脈瘤に　56
深部静脈血栓から急性肺塞栓症になるケースも　59

第三章　血管年齢を老けさせる原因

動脈硬化がサイレントキラーと呼ばれる理由　64
タバコが血管の老化を進めるメカニズム　65
日本人の三人に一人が高血圧　68
白衣高血圧と仮面高血圧のリスク　70
平均血圧と脈圧から判定する動脈硬化　74
塩分の摂りすぎと過度なストレスは大敵！　78
血液中の脂質と糖質は、血管にダメージを与える　80
脂質異常症の三つのタイプ　82
高血糖や糖尿病が大血管障害を招く　83
内臓脂肪型肥満＋生活習慣病がメタボリックシンドローム　86

第四章　「血管の老化」による動脈・静脈の病気

血管に原因が存在する病気　90
狭心症と心筋梗塞は、いずれも原因は動脈硬化にある　92
狭心症と心筋梗塞は、プラークの質が全く異なる別の病気 95
脳梗塞には三つのタイプがある　95
　町村信孝氏は、脳血栓で死亡　98
脳出血が起こるきっかけは高血圧　100
認知症の予防は血管年齢の若返りから　101
無症状のまま病状が進行する大動脈瘤　103
腎不全から人工透析を受ける羽目になることも　104
末梢動脈疾患（ＰＡＤ）の兆候は足の痛みやしびれ　106

第五章　血管年齢が一ヶ月で一〇歳若返る食事

108

青身の魚は良質なタンパク質、ＥＰＡが豊富 112
大豆は血管を若返らせる神様からの贈り物！ 115
数多くの「ファイトケミカル」が含まれる野菜 117
抗酸化作用を発揮するタマネギ、トマト、ニンニク 119
食物繊維、ミネラルの血管若返り効果 121
塩分の摂りすぎ、外食での揚げ物、肉料理に気を付けよう 123
食事量の目安は「腹八分目」に 125

第六章　血管年齢が一ヶ月で一〇歳若返る運動

血管の内皮細胞を若返らせる運動 130
一日一万歩のウォーキングで全身の代謝が向上 132
スクワットで太ももと体幹部の筋肉を鍛えよう！ 135
手軽にできる効果的なストレッチ 137
ストレスの原因に気付くことが第一歩 145

「タイプA性格」はストレス過多になりやすい　148

第七章　下肢静脈瘤を解消し、健康な足をとりもどそう

足の血管が太くふくらむ下肢静脈瘤　152
下肢静脈瘤の四大原因　156
下肢静脈瘤のレーザー治療　159
従来の下肢静脈瘤の治療方法　162
血流を改善させるために日頃から気を付けたいこと　164

血管年齢を簡単に10歳若くする方法

——日本人は４人に１人が「血管」で死んでいる

第一章　若さをとりもどすのは血管から

歳を重ねても若く見えるのはなぜか？

歳を重ね中高年ともなれば、誰でも心と身体に変化＝老化現象があらわれてきます。とりわけ身体の老化は不可避です。

皮膚にシミが浮き出て肌がくすみ、艶《つや》がなくなりシワもよってきます。白髪《しらが》が徐々に増え、頭髪《とうはつ》も薄くなります。全身の脂肪の厚みが増し、お腹も出てきます。

見た目だけではありません。一つひとつの動作に軽やかさがなくなり、若いときなら楽にできていたことが難しくなります。反射神経も衰え、なにごとも一拍置いてから動き出すことが増えてきます。

ただし、**老化には個人差があります**。五〇代、六〇代になり、中学や高校の同窓会に出席すると老化に個人差があることを思い知らされます。同級生なのに若々しくて三〇代、四〇代にしか見えない人もいれば、「いかにも老けている」「七〇歳を超えているように見える……」と思われるような人もいます。しかも**歳を重ねるほど老化の個人差は大きくなっていく**のです。

同じ年齢なのに、若々しい人がいる一方、なぜ実年齢より老けて見える人がいるのか。

その秘密は血管にあります。すなわち、**血管の壁が柔らかく弾力性に富んでいる人は、若々しく見える**のです。一方、血管の壁が硬く厚くなり、その中（血管壁の内側＝内腔《ないくう》）も狭く細くなっている人は老けて見えるのです。

血管は身体の多種多様な器官、臓器をはじめ、人体を構成する六〇兆個の細胞に酸素や栄養などを運ぶ血液の通り道です。そして不要となった老廃物を回収・排泄《はいせつ》する血液の流れる管です。

動脈と静脈、毛細血管の三種類に大きく分けられ、その総延長は地球（外周）の約２周半、約一〇万㎞に達します。身体のすみずみの細胞まで血液をめぐらし、常に古い細胞から新しい細胞へ置き換わるように新陳代謝を繰り返し、さまざまな臓器の働きを支える命綱《いのちづな》、生命線といえるのが血管なのです。

重要なのは、血管が血液の単なる通り道ではないということです。血管をゴムホースや土管のようなものとイメージしていたら大間違いです。全身に血液をくまなく流すようにきめ細かくコントロールしているのはもちろん、ホルモンや自律神経などの刺激を受け適宜、拡張と収縮を繰り返すなど、**命にかかわる大切な働き＝機能を有している「生きている管」**にほかなりません。

六〇歳の大台を迎えても、血管の壁が若々しく弾力性に富み、その機能が支障なく保たれていれば、人体のあらゆる器官や臓器に十分な量の血液を送りこむことができます。皮膚をはじめ、胃や腸、肝臓などの内臓や、筋肉や骨、関節などに酸素や栄養が十分に行きわたり、それぞれが適正に働きつづけてくれます。その結果、肌に張りや艶などが過不足なく見られ、日常生活における身のこなしや一つひとつの動作などもスムーズにできることから若々しく見えるのです。

一方、四〇歳を超えたばかりなのに、血管の壁が硬く厚くなってその機能も衰えると、どうなるのでしょうか。身体の器官や臓器、それらをかたちづくる六〇兆個の細胞に十分な量の血液を送りこめず、酸素不足や栄養不足などに陥《おちい》ってしまいます。加えて、不要な老廃物もスムーズに運び出せなくなって新陳代謝の低下を招いてしまいます。

人体の各器官や各臓器などの働きもしだいに衰えはじめます。たとえば顔の皮膚はくすみ肌の艶もなくなり、シワがよって老け顔となっていきます。

内臓や免疫系諸器官などの働きも低下し、ちょっと寒くなれば、風邪をひきやすくなります。高血圧や糖尿病、脂質異常症などの生活習慣病に悩みはじめます。

思うように身体を動かせなくなり、足腰も弱って自らの老化を実感するようになります。こうなると、他人から実年齢より老けて見られても仕方ないといえるでしょう。

若く見えるかどうかの決め手は血管年齢

心臓から送り出された血液は、まず直径二〜三㎝の太い大動脈を通ります。大動脈を幹として次々と枝分かれしながら動脈（三〜四㎜）、細動脈（〇・二〜〇・五㎜）を経て、全身に網の目のように張りめぐらされた末梢の毛細血管（〇・〇〇八〜〇・〇二㎜）に至ります。

毛細血管で血液は細胞に酸素や栄養などを補給すると同時に、二酸化炭素や老廃物などを回収します。その後、細静脈から小静脈、大静脈を経て心臓に戻ります。

動脈をはじめ静脈や毛細血管の壁も歳を重ねるにしたがい硬く厚くなったり、その内腔が狭まったりしてきます。血液を循環させるというその働き、機能なども衰えてきます。

驚くのは、**血管自体も歳とともに減少、消滅していく**ことです。総延長約一〇万㎞に達する血管の約九五％を占めるのが毛細血管ですが、六五歳以上の高齢者の毛細血管の総延長は、三〇歳以下の若者のそれと比べ約四〇％も減少していることがベルギーのリエージュ大学病院の研究で明らかにされています。

身体のすみずみまで酸素と栄養を補給する毛細血管が歳とともに減少していけば、肌がくすみ、艶もなくなり、シワもよってくるのは当然といえるでしょう。

なかでも私たちの健康や命にもっとも重大な影響を及ぼすのは動脈硬化です。なぜなら動脈硬化の進行から心筋梗塞や脳梗塞など生死にかかわる病気を招くこともあるからです。**血管の若さを保つことこそ、私たちの健康と命を支える土台です。**健やかな日々を送りたいのであれば絶対欠かせない必須事項といえます。


「人は血管とともに老いる」


老化の核心を突いたこの名言は、いまから三〇〇年以上前の一七世紀英国の内科医トーマス・シデナムの言葉です。患者さんを詳細に観察したうえで治療方針を立てるべきだと主張し、「英国のヒポクラテス」「英国医学の父」と呼ばれた名医の言です。

今日の医学教育の基礎を築いたカナダの内科医ウィリアム・オスラーは、このシデナムの名言を機会があるたびに紹介し、医学を学ぶ若者に血管の重要性を訴えました。そのため広く世界に知られるようになり、いまだにこの言葉は色褪《あ》せることのない真実の重みをもって私たちに迫ってきます。

日進月歩で進化し続ける現代医学は、シデナムやオスラーの業績を引き継ぎ、すばらしい成果をあげてきました。**一人ひとりの血管の老化の程度、とりわけ動脈硬化の状態がどの程度なのか、何歳くらいであるのかを示す指標＝血管年齢**をたやすく測定できるようになったこともその一つでしょう。

誰でも受けられる血管年齢を測定する検査

現在、血管年齢を測定するにはいくつもの方法があります。

一つは上腕と足首に布（カフ）を巻き、胸もとに心音のマイクをつけて行う**血管年齢検査**です。**同検査は心臓／足首血管指数検査（CAVI《キャビィ》検査）と足関節《そくかんせつ》／上腕《じょうわん》血圧比検査（ABI《エービーアイ》検査）の二つの検査を組み合わせたもの**です。

図表1　血管年齢検査

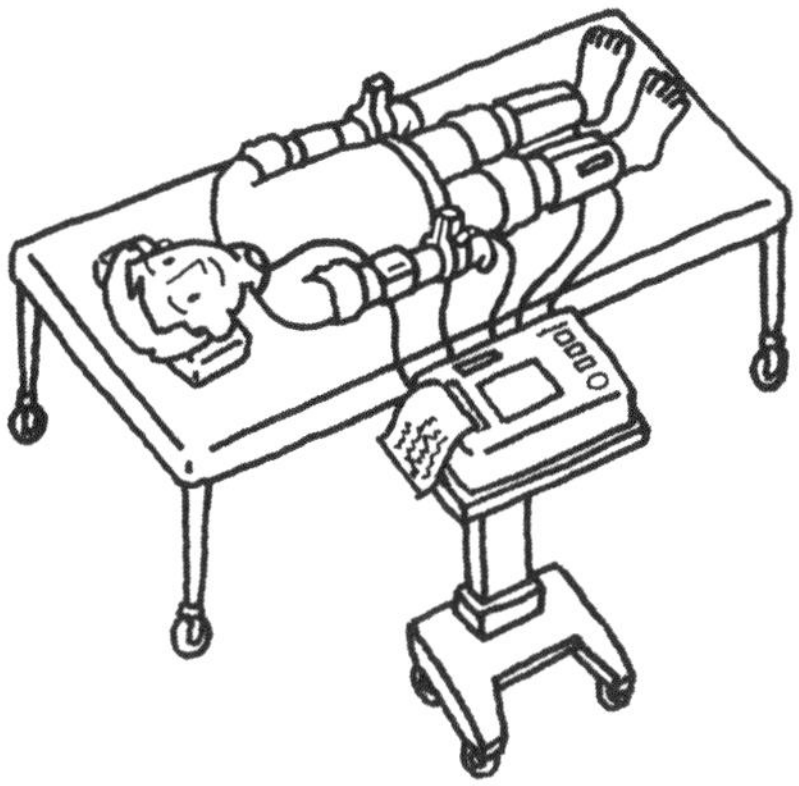

　CAVI検査は、動脈の血管を伝って心臓から腕と足首の血管に到達する脈波（心臓から血液を大動脈に送り出すときにつくられ、血管を次々と伝いながら生じていく波形）のスピードを測定し、血管年齢（動脈の硬さ）をはじき出す検査です。

図表4　ABI基準値

1.41≦ABI	足首の血圧が高めです（石灰化の可能性）
1.0　≦ABI≦1.40	正常範囲
0.91≦ABI≦0.99	正常範囲ですが境界領域です
ABI≦0.9	末梢動脈疾患（PAD）の疑いがあります（とくにABI≦0.4は重症）

図表2　CAVI基準値

CAVI＜8.0	正常範囲
8.0≦CAVI＜9.0	境界域
9.0≦CAVI	動脈硬化の疑い

図表3　健常群の性年齢階級別CAVI平均値（5歳毎）

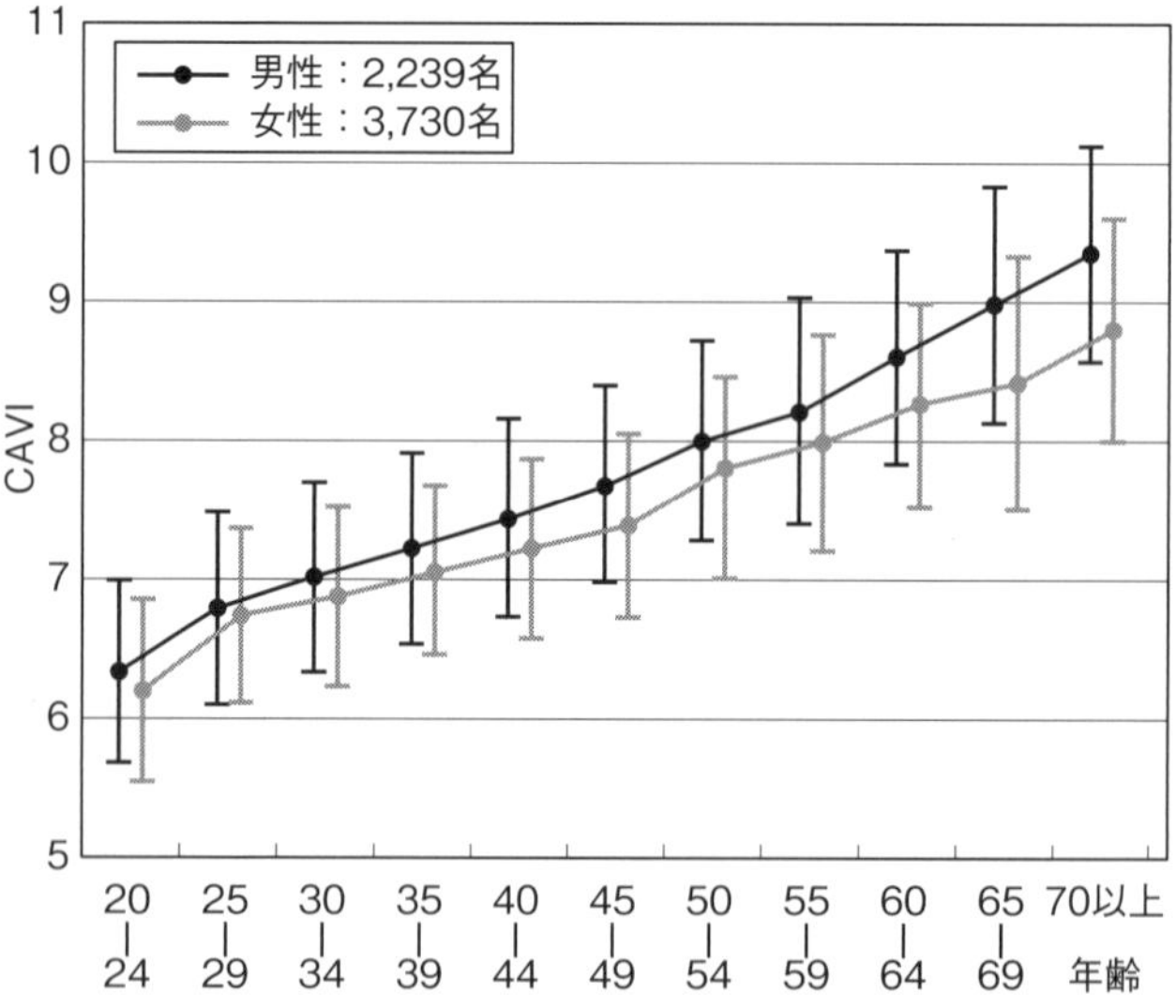

出典：一般財団法人 日本健康増進財団より

ＣＡＶＩの基準値は図表２のとおりです。また、同じ性別、同年代の健康な方の「ＣＡＶＩ」平均値と比べることで、血管年齢がわかります。性年齢階級別ＣＡＶＩ平均値は、図表３のとおりです。

ＡＢＩ検査は、足首と上腕の血圧を測定し、その比率から足の動脈の血管年齢（詰まり具合）を推定する検査です。ＡＢＩ基準値は、図表４のとおりです。

私が院長を務める東京血管外科クリニックの血管ドックでは、ＣＡＶＩ検査とＡＢＩ検査を組み合わせた血管年齢検査で動脈の血管年齢を測定しています。痛みなどがなく、患者さんに優しい検査で、一〇分程度で終わってしまいます。

血管年齢をはじき出すもう一つの方法は、**頸動脈《けいどうみゃく》超音波検査（頸動脈エコー検査）**です。首の側面を走る頸動脈に超音波発信器（プローブ）をあて、超音波でモニター上に頸動脈の状態＝頸動脈の壁の厚みを映し出して血管年齢（動脈硬化）を確かめる検査です。

血管年齢をはじき出す簡便な方法として、手の人差し指をセンサーにあてるだけの**加速度脈波検査**もあります。動脈の血管壁を伝って人差し指に到達する脈波の波形を記録し、性別・年齢別の脈波の平均的な波形パターンと被験者のそれと照らしあわせて血管年齢を推定する検査です。主に手足など、身体の末端《まったん》の血管の状態を反映するといわれています。

老化のスピードが速まっている現代人の血管

残念なことですが、現代人の血管は昔より老化のスピードが驚くほど速まっています。高齢者とはいえない三〇代、四〇代の中年世代でも、血管年齢は六〇代、七〇代という人が珍しくないのです。その結果、五〇の声を聞くのにまだ時間的余裕のある若い世代に、動脈硬化などの進行から心筋梗塞や脳梗塞など生死にかかわる病気を発症させる人が少なくありません。

天海祐希さんが四五歳で心筋梗塞で緊急入院

一昨年（二〇一三年）の五月六日、女優の天海祐希《あまみゆうき》さんが東京芸術劇場における「おのれナポレオン」の舞台に出演中、突然、全身倦怠感《けんたいかん》と胸の痛みなどに襲われ、都内の病院に緊急入院。ただちに精密検査を受けたところ**冠攣縮性《かんれんしゅくせい》狭心症から急性心筋梗塞を起こした**と診断され、ドクターストップによって舞台から途中降板したことはまだ記憶に新しいと思います。

冠攣縮性狭心症とは、心臓の筋肉（心筋）に酸素と栄養を送る血管（冠状《かんじょう》動脈）が突

発的に痙攣《けいれん》し、血管が極度に縮んで血流の減少・不足から胸の痛みなどを招く病気です。

日本人の狭心症の約四割を占め、男性ならば五〇歳以上、女性ならば六〇歳以上の高齢者が発病しやすいといわれてきました。喫煙やストレス、飲酒、脂質異常症などが原因です。

ひどいときは冠状動脈が閉塞し、血流が途絶えて、心臓の筋肉＝心筋の壊死《えし》を招く急性心筋梗塞を発症させ、突然死を招くこともあります。

ところが、女優の天海さんはこのとき四五歳。しかも男役のトップスターだった宝塚時代からストレッチングなどで身体のケアを怠らず、すっきりとした体型を維持していました。血管年齢も実年齢より若いと思われていたのに、なぜ冠攣縮性狭心症から急性心筋梗塞を起こしてしまったのでしょうか。

ずばりいうと、**食生活の欧米化による脂質やカロリーの過剰摂取をはじめ、運動不足やストレスの増大、喫煙などから日本人の生活習慣が年を追うごとに悪化してきたこと、それが原因**です。いまや、呆れるほど若いうちから脂質異常症や糖尿病、肥満などの生活習慣病を抱える人が増えてきているのです。

ちなみに天海さんは、三〇代のある時期までヘビースモーカーだったといわれています。タバコの有害成分の中には直接、血管を収縮させる物質も含まれています。タバコを吸う喫煙者の場合、冠攣縮性狭心症などの発症率が非喫煙者よりきわめて高率にのぼるとの研究報告も明らかにされています。

幸いなことに、天海さんは緊急入院先の病院で血流を改善する薬物療法を受け、現在は舞台やテレビなどの現場に復帰して活躍しておられます。ただし、次に紹介するサッカー元日本代表の松田直樹選手の例をみると、九死に一生を得たケースだったのかもしれないのです。

サッカーの松田直樹選手が三四歳で急性心筋梗塞で死亡

サッカーJ1の横浜F・マリノスで活躍し、サッカー日本代表メンバーとして四〇試合の出場経歴を持つ松田直樹《まつだなおき》選手（JFL松本山雅《まつもとやまが》FC所属）が、長野県松本市の梓川《あずさがわ》ふるさと公園多目的グラウンドで練習中、突然、体調不良を訴えてその場に倒れたのは二〇一一年の八月二日。たまたま練習を見学していた女性看護師がただちに人工呼吸と心臓マッサージを行ったものの、救急搬送先の信州大学医学部附属病院高度救命救急センターに到着したときはすでに心肺停止状態でした。

病名は急性心筋梗塞です。同センターで人工心肺装置をつけ、懸命な救命治療が行われましたが、意識が戻ることはなく翌々日の八月四日に亡くなり、全国のサッカーファンに衝撃を与えました。

びっくりしたのは死亡時の松田選手の年齢が、先の天海祐希さんより一〇歳以上も若い三四歳だったことです。動脈硬化や心筋梗塞などの生活習慣病の発症とまだまだ無縁と思われる年齢です。しかも普段から身体を鍛えているアスリートなのに、なぜ急性心筋梗塞を……、と思わざるを得ません。

実は、前年の二〇一〇年、松田選手にとって二つの大きな出来事がありました。一つは一〇年以上連れ添い、三人のお子さんをもうけた奥さんと離婚されたこと。もう一つは一六年間在籍していた横浜Ｆ・マリノスから戦力外通告を受け、翌二〇一一年にＪＦＬ松本山雅ＦＣに移籍せざるを得なかったことです。松田選手にとって、もの凄い大きなストレスだったことは間違いありません。

ストレスは動脈を収縮させたり、脈拍を速めたりする交感神経を緊張させ、血圧を高めて動脈硬化を加速させます。趣味や休養などで解消できる一時的なストレスならまだしも、**松田選手が抱えたストレスは人生を大きく左右するほどで、解決の糸口を見つけることさえ容易ではないものでした。**

心の整理もなかなかつけられない深刻な問題を抱え、ストレスの重圧にさらされつづけていれば、日常的に交感神経が緊張しっぱなしとなり緩むことがありません。血管がギュッと収縮して拡張しにくくなると、心臓は高い圧をかけて血液を全身に送り出すようになります。

　おそらく、日常的に高血圧がつづき、いやがうえにも動脈硬化を進行させ、心臓の冠状動脈に生じた血栓により、いつ詰まってもおかしくない状態になっていたのでしょう。


磯野貴理子さんは五〇歳で脳梗塞で緊急入院

　一方、テレビのバラエティ番組などで元気な姿をみせているタレントの磯野貴理子《いそのきりこ》さん（当時五〇歳）が自宅で体調不良を訴え、二四歳年下の夫・高橋東吾さんに付き添われて都内の病院に救急搬送されたのは昨年（二〇一四年）の一〇月二三日の夕方。身体がふらつき、部屋の中でつまずいたりする磯野さんを見て、「これはおかしい！」と直感した高橋氏がすぐに救急車を呼んだのです。

　病院で精密検査を受けたところ、脳動脈の動脈硬化から血管の閉塞を招いて生じた脳梗塞と判明。このとき磯野さんはまだ五〇歳で、そのキャラクターから若々しさを強く印象づけていたこともあり、多くのファンを驚かせたのはご存じの通りです。

　脳梗塞を発病させる女性のうち、もっとも多いのは七〇代です。次に八〇代、六〇代とつづきます。


女性ホルモンによって血管が守られている女性の場合、五〇代、四〇代の脳梗塞発病者

はまだまだ少ない、と信じられてきたのです。しかし、磯野さんの例にみられるように、近年そんな常識はまったく通用しません。これまでの常識がひっくり返り、通用しない時代となっているのです。

Mr.Childrenの桜井和寿さんは三二歳で小脳梗塞に襲われる

「CROSS ROAD」の大ヒットで一気にスターダムにのしあがったロックバンド、Mr.Children（ミスチル）のボーカル、桜《さくら》井《い》和寿《かずとし》さんが脳梗塞の一種、小脳梗塞に襲われたのは二〇〇二年七月二三日、三二歳のときです。

「突然、首や手足がしびれ、目がチカチカとしてきた」と当時を振り返っています。次に「助けを呼ぼうと携帯電話のボタンを押したが、うまく押せなかった」という状態に陥りました。

ようやく病院に運びこまれ、検査を受けたところ小脳梗塞と判明。いくらなんでも三二歳で小脳梗塞なんて……、と誰もが思います。しかし、正真正銘の小脳梗塞だったのです。

小脳は手足や口、目などの運動や身体全体のバランス機能などをつかさどる中枢です。**動脈硬化から小脳の動脈が詰まると、その先の脳神経細胞に血液が行きわたらず壊死を招きます。ひどいケースでは歩行困難や身体が傾くなどさまざまな後遺症を残します。**

桜井さんの場合も、磯野さんの場合と同様、すみやかな治療を受けられたことから、後遺症を残さないまま元気に復帰しました。

かつては歳を重ね、老化の進行とともに心筋梗塞や脳梗塞などを発病させるケースがほとんどでした。しかし、天海祐希さんや松田直樹選手、磯野貴理子さん、桜井和寿さんなどの例をみると、いまはまったく違うと断言できます。

実年齢は三〇代、四〇代、五〇代なのに、血管年齢が六〇代、七〇代、八〇代の人が珍しくないのです。自らの血管年齢を知り、血管がどのような状態になっているのかを日頃から把握しておくのは、現代人にとって不可欠なことといえるでしょう。

寝たきりを予防し、「健康寿命」を延ばす

厚生労働省の最新の調査（二〇一四年人口動態統計）によると、日本人の死因の第一位は悪性新生物（がん）（二八・九％、約三七万人）です。第二位が心疾患（一五・五％、約一九万六〇〇〇人）、第三位が肺炎（九・四％、約一一万九〇〇〇人）、第四位が脳血管疾患（九・〇〇％、約一一万四〇〇〇人）とつづきます。

図表5　日本人の主な死因

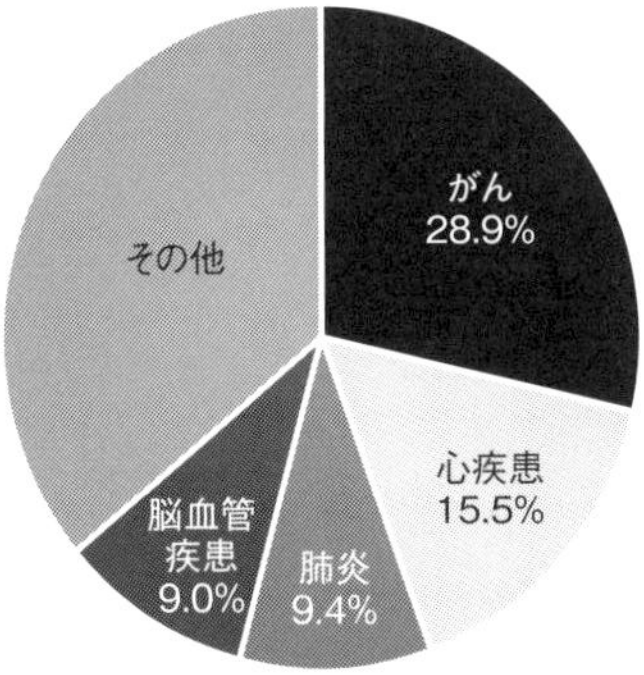

出典：厚生労働省人口動態統計（平成26年）より

このうち心疾患と脳血管疾患はいずれも血管の動脈硬化などが進行し、その果てに血管が詰まったり破れたりして生じる血管の病気です。両者をあわせると日本人の死因の二四・五％を占め、死亡者数は三一万人に達します。**がんとともに、いわば日本人の死因の主たるものが血管病にほかならないのです。**

一方、日本人女性の平均寿命は八六・六一歳（二〇一三年）と過去最高を更新し、前年に引き続いて世界一位の座を守っています。では、日本人男性の平均寿命はどうなのか。こちらも八〇・二一歳（同）と八〇歳の大台に初めてのり、①香港、②アイスランド、③スイスに次いで世界四位にランクされました。

問題は、「介助や介護を受けたりしないで日常の生活を自立しながら送れる期間」、いわゆる

「健康寿命」と先の平均寿命の間に乖離《かいり》があることです。つまり、平均寿命の中には健康寿命につづき、病気などで寝たきりになったり、寝たきりにならないまでも他人からの介助や介護を受けねばならなかったりする期間が加えられており、日本人はその期間が意外に長いのです。

日本人女性の健康寿命は七四・二一歳、平均寿命は八六・六一歳ですから、その差は一二・四〇年間。日本人男性の健康寿命は七一・一九歳、平均寿命は八〇・二一歳ですからその差は九・〇二年間にのぼります。**この介助や介護を受けねばならない期間と健康寿命との間には、きわめて大きな生活の質の差があります。**

天寿をまっとうできるのは誰にとっても嬉しいことです。ただし、天寿をまっとうするまでの間に、病気などで長いこと不自由な生活を強いられるのは大きな苦痛です。可能な限り、その期間を短くしたいというのは国民一人ひとりの共通した切実な願いといえるでしょう。

いかに健康寿命を延ばし、不自由な生活を強いられる期間を短くすることができるのか。その解答は、いつまでも血管年齢を若く保つことにあります。血管年齢を若く保つことが、それを可能とする大きな突破口といえるのです。

高血圧や脂質異常症、糖尿病などの生活習慣病にかかり、動脈硬化を進行させてしまう

図表6　平均寿命と健康寿命の推移

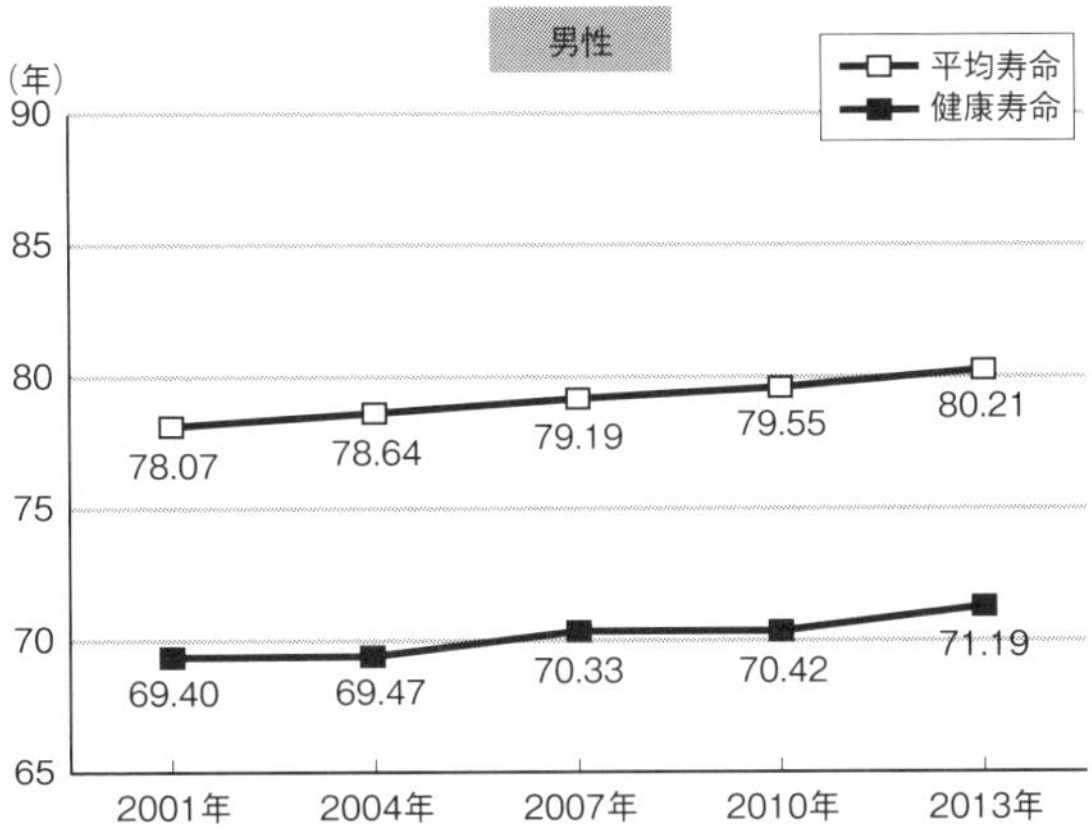

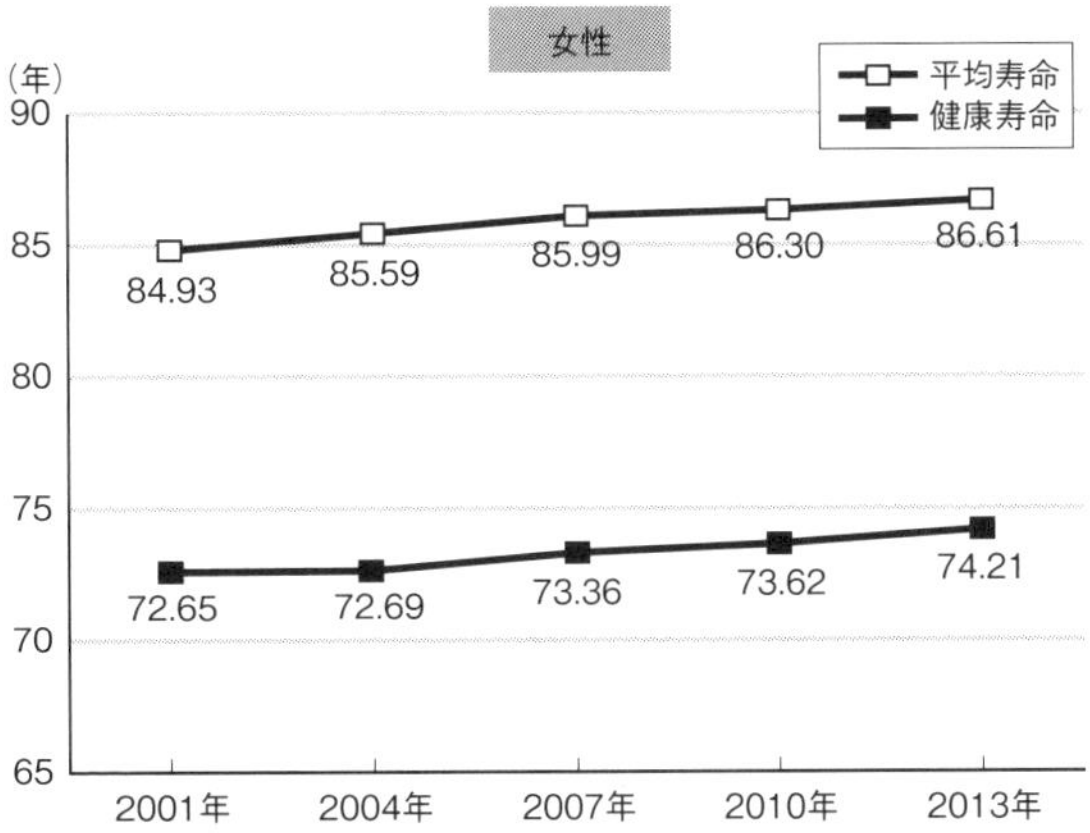

出典：厚生科学審議会（健康日本21（第二次）推進専門委員会）（2014年）より

と心筋梗塞や脳梗塞などをはじめさまざまな血管の病気を招きます。心筋梗塞や脳梗塞に襲われ、なんとか急死だけは避けられたとしても、重い後遺症に苦しむ人が後を絶ちません。

最近は血管の老化を遅らせ、その進行を止めるだけではなく、血管年齢を若返らせることも可能になりました。

定期的に血管年齢を測定し、常に血管年齢を意識しながら健康づくりに励むことで、健康寿命を延ばすことができるのです。

第二章　血管は若返る

血管は健康を維持し命を支えるインフラ

今日の情報化社会はコンピュータやインターネットをはじめ、電気や通信、電話、ガス、水道、交通機関などさまざまな社会的生活基盤＝インフラストラクチャーによって支えられています。私たちの身体に張りめぐらされた血管は、まさに健康を維持し命を支えるのに不可欠なインフラ以外のなにものでもありません。ちょっとした部分的な血管の損傷だけでも血流の悪化から臓器や器官などの働きが妨《さまた》げられ、病気を招いてしまうこともあります。

私たちの身体には体循環《たいじゅんかん》（大循環）と肺循環（小循環）という二つの血管のルート、インフラが存在します。

心臓から血液を大動脈や細動脈などを経て毛細血管に送り、毛細血管から細静脈、大静脈を経て心臓に戻すルートが**体循環**です。**酸素や栄養などが豊富な血液（動脈血《どうみゃくけつ》）を全身の細胞に供給し、細胞から二酸化炭素や老廃物などを回収した血液（静脈血《じょうみゃくけつ》）を心臓に送り戻す役割を果たしています。**

毛細血管は動脈と静脈をつなぐ直径一〇〇〇分の五〜一〇㎜の極細の血管です。全身の

図表7　体循環と肺循環

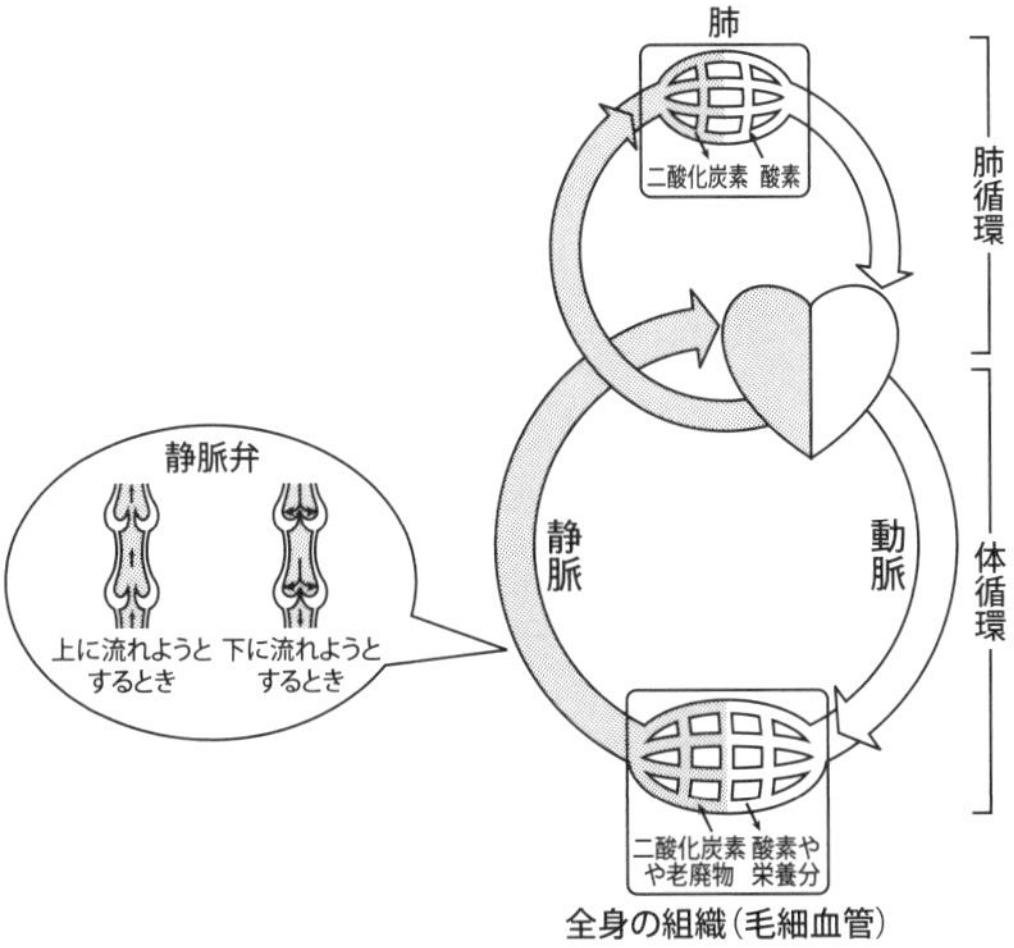

すみずみまで覆い、全ての血管を一本につなげるとその全長の約九五％を占めるのが毛細血管なのです。

毛細血管の壁は動脈や静脈のそれと異なり、きわめて薄くできています。そのため血液の液体成分（血漿《けっしょう》等）が毛細血管の外へ沁《し》み出し、田んぼを水で満たすようにして細胞に酸素や栄養などを補給します。

心臓から送り出された血液が動脈から毛細血管、そして静脈を経て心臓へ戻ってくる体循環の所要時間は最短約二〇秒といわれます。

一方、全身から心臓に戻ってきた静脈血を再び心臓から肺動脈に送り出し、肺の毛細血管を経て肺静脈から心臓に戻すルートが**肺循環**です。肺において静脈血から二酸化炭素を放出し、その代わりに酸素と結合して動脈血となった血液を心臓に戻す役割を担っています。肺循環の所要時間は三～四秒といわれています。

全身に網の目のように張りめぐらされている血管は、心臓を中心にして全てつながっています。どこかで血流が妨げられたり、あるいは血管が詰まったり切れたりしたら、たちどころに身体の変調がもたらされてしまいます。

電気や通信、交通機関などのインフラは、普段から整備・保守・点検・修理などがこまめに行われています。損壊箇所や老朽箇所などが発見されれば、すみやかに修復されるからこそ、社会のさまざまな活動が円滑に動いているのです。血管もそれと同じようにこまめなメンテナンスが求められます。

血管の壁の内側が狭くなる動脈硬化

メンテナンスがもっとも必要とされる血管は動脈です。心臓から送り出された血液を身体のすみずみの毛細血管まで送り届け、私たちの健康と命に決定的な影響を及ぼしているからです。

動脈の老化が進行すれば血管の壁が硬く厚くなります。そして血管の壁の内側、血液の流れるスペース＝内腔《ないくう》も狭くなります。これが動脈硬化です。動脈のメンテナンスを行う目的は、常に動脈硬化の状態を把握し、その予防や進行の防止などをはかり、血液がスムーズに流れるようにすることです。

動脈の壁がよりいっそう硬く厚くなれば丈夫になるのでは……、と思うのは大間違いです。柔軟性が失われて脆《もろ》くなり、ちょっとしたことで破裂したり切れたりして出血を招きやすくなるのです。血液を大動脈へ送り出す心臓の圧力＝血圧によって、大動脈や脳動脈の一部がコブのように膨らみ、ついに破裂して出血を招く胸部大動脈瘤《りゅう》や腹部大動脈瘤、脳出血などの発症の素地《そじ》をつくってしまうのです。

また、動脈の内腔が狭くなるのは、歯に歯垢《しこう》（プラーク）がこびりつくように血管の壁が内側へ向かってゴツゴツと厚みを増すからです。心臓の筋肉＝心筋に血液を送る冠状動脈が狭くなり狭窄《きょうさく》すると、狭心症を起こします。狭窄するだけでなく、冠状動脈や脳動脈が詰まり閉塞すると心筋梗塞や脳梗塞の発症を招くから大変です。

高血圧や脂質異常症などの生活習慣病は、老化による動脈硬化を一気に加速させてしまいます。そうなれば、いつなんどき、胸部大動脈瘤や脳出血、狭心症や心筋梗塞、脳梗塞などを発症させてもおかしくはないのです。

実は長いこと、動脈硬化の進行は不可逆的なもの、一旦、進行した動脈硬化は元に戻らないものと信じられてきました。しかし、**近年、適度な運動と食生活の改善によって、動脈硬化を起こした血管が元に戻ること、再び若返るという事実が科学的に立証されるようになってきた**のです。

生活スタイルの改善で、血管年齢は若返る

実際、食生活の改善と適度な運動などによって血管年齢を見事に若返らせた女性の具体例を紹介してみましょう。

「大人の女性にはなりたいけれど、絶対、このままオバさんにはなりたくない」

小島智子さんがこう決意したのは六年前の三八歳のときです。当時、身長が一五七㎝なのに体重が五七㎏のプチ小太り体型。疲れが抜けにくくなり、朝起きるのが辛い。身体のむくみや足のだるさなどを覚え、否応なく歳を思い知らされ、自分の健康に危機感を持ったことがきっかけです。

前年、三七歳のときに受けた血管年齢測定検査（ＣＡＶＩ《キャビィ》検査）では、右のＣＡＶＩ値

が七・〇、左のCAVI値が六・九。実際の年齢に相応の血管年齢と判定されたものの、体力の衰えや体調の低下などは否定しようもありませんでした。

「なぜこうなったのか、思い当たることがありました」

二〇代の頃から勤めていた医療機器会社では、医療機関への売り込みなど営業にも携わり、ハードな日々を送っていたのです。昼間、クライアントへの営業で走り回り、会社に戻るのは夜の七〜八時。それから社内ミーティングで報告し、会社を出るのは毎夜一〇〜一一時。帰りがてらに同僚と焼き肉などを食べながらお酒を飲み、終電で帰宅し、翌朝は九時に出社という日々だったのです。

「ある日の夕方、突然、体調がもの凄く悪くなり、慌てて最寄りの病院に駆けこみ精密検査を受けたことがありました。そのとき上の血圧（収縮期血圧）が一八〇㎜Hg以上、重症高血圧と告げられたことから、さすがに恐ろしくなりました」

そもそも日頃から血圧は高めだったそうです。会社の健康診断で毎回、「血圧が高い」と注意されていたのです。母親が高血圧だったので、「これは遺伝でしょうがない」と、半ばあきらめていたといいます。

「最低限、食生活に気をつけて、塩分を控えるようにしてください」

医師からこう厳しくアドバイスされました。ただし、塩や醤油などの使用を控えるようになりましたが、仕事の忙しさにかまけて、高血圧改善のための生活習慣全般を変えるところまではできませんでした。

「当時のハードな毎日は、社会人だからそれが当たり前だと思っていました。若かったからできたのですが……。こうした無理がたたり、とうとう三〇代の後半に至って身体の不調を招いたのだと思います」

転機となったのは六年前、医療機器会社から女性だけの会社に転職したことです。

「時間的に余裕が持てるようになりました。五〇代、六〇代になっても、長く元気に働きつづけたいと考え、そのために食生活と運動などこれまでの生活習慣を見直し、改善していこうかと思ったのです」

小島さんがまず手をつけたのは食生活です。脂っこいものを控え、野菜を中心とした食生活に切り替えました。朝食はスムージー（野菜などを用いたシャーベット状の飲み物）にトーストで、昼食は生野菜に八穀米や玄米のおにぎりなど。

「毎朝、三〇〇g以上の生野菜をタッパーウェアに詰め、お昼にモリモリと食べるようにしました。女性だけの会社だったことから、社内で浮くようなこともなくできたので助かりました」

寝酒のように飲んでいたお酒はセーブし、しばらくして自宅での飲酒をすっぱりとやめました。

一方、会社帰りに有酸素運動のホットヨガを始め、汗を流すようになりました。暖かい環境で行うホットヨガは大量の汗をかきます。身体にたまった老廃物の排出を促し、新陳代謝を亢進《こうしん》させます。血流も大幅に改善し、背骨や骨盤の歪《ゆが》みも矯正《きょうせい》されます。

「一昨年から毎週日曜日にベリーダンスのレッスン（一回約三時間半）も受けるようになりました」

衝撃的なのは、こうした食生活の改善と日常生活に適度な運動をとりいれたことで、小島さんの血管年齢が驚くほど若返ったことです。六年ぶりに受けた昨年のCAVI検査では、右のCAVI値が六・一、左のCAVI値が五・七で、二〇歳代前半の血管年齢と判定されたのです。

「実年齢が四四歳なのに、血管年齢が二〇歳代前半なんて、自分でもびっくりしてしまいました。七年前のCAVI検査では実年齢（三七歳）相応の血管年齢と判定されましたが、そのときよりも一〇歳以上若返っているのですから……」

血管年齢の若返りにより、身体のむくみや足のだるさなどが解消されたのはもちろん、小島さんは疲れも翌日に持ち越すことがなくなりました。そして、肌の張りや艶《つや》などがよみがえり、

「くすみのない美しい肌となったのがとても嬉しい。血管年齢の若返りを実感できます」
と微笑んでいました。

生活スタイルの改善により、短期間に血管年齢を若返らせたのは編集・出版の仕事に携わる大塚健二郎さん（四一歳）です。

一月に受けた大塚さんのＣＡＶＩ検査の値は左右とも七・五、ＡＢＩ《エービーアイ》検査の値は左右とも一・三二。実年齢に相応の「四〇代前半に相当する血管年齢」と判定されたものの、ＡＢＩ値が正常範囲内に入るものの少し高めだったことから、足の血管に動脈硬化から石灰化を招いているのでは……と告げられました。

「やはり……」

大塚さん自身も身に覚えがあったといいます。それまで徹夜明けの日でも普通に仕事をこなしてきましたが、五年くらい前から仕事に踏ん張りがきかなくなってきたからです。

「若いときと大きく変わったのは体重です」

二〇代前半のときは六一kg前後の体重だったのに、年を追うごとに増えていきました。六五kgを超えたのは三二歳のときです。その後も体重の増加はとどまることを知りません。

「四一歳となった今年、とうとう七〇kgの大台にのりました。体格指数ＢＭＩ（ボディマスインデックス）も二五・一となり、『肥満（一度）』と判定されてしまいました」

小・中・高時代、毎日、サッカーで汗を流していた大塚さんは、二〇代の頃、筋肉質の引き締まった体型をしていたそうです。しかし、社会人になってからは休日にたまに運動をやるくらいだったことから太りはじめ、精悍《せいかん》な体型も崩れてきてしまったといいます。

体重が増えたのは運動不足だけが原因ではありません。高校卒業後、朝食を摂《と》らなくなり、昼食と夕食、そして夜食を摂るようになった食生活の変化も大きいといえます。「独り暮らしの現在、食事はほとんどが外食です。牛丼や親子丼などの丼物やカレーライス、スパゲティなどをよく食べます。ラーメンは控えるように努めているのですが……」

食事は腹八分にとどめ、お腹が一杯になるまで食べないようにしているそうです。ただし、「コメの飯や濃い味付けの料理などが好きだ」といいますから、かなり食も進むのではないでしょうか。

加えて、お酒は付き合いで飲む程度ですが、タバコは二〇歳のときから一日一箱（二〇本）吸ってきました。毎晩寝るのは深夜の二時前後で、起きるのは午前八時くらい。睡眠時間は五～六時間と不足気味です。そんなこんなで血管を傷めつづけてきたことがＡＢＩ検査などの結果として示されたと考えてよいでしょう。

実は、大塚さんの父親も若いとき痩せ型の精悍な体つきをしていました。しかし、中年になってから小太りとなり、六〇歳を超えると一転して痩せはじめたといいます。

「恐らく父は糖尿病だったのではないでしょうか。七三歳のとき脳梗塞で亡くなりましたが、それまで約一〇年間寝込んでいました」

父親が糖尿病と脳梗塞という典型的な血管病を患い亡くなっていたのですから、大塚さんがＣＡＶＩ検査やＡＢＩ検査の結果に危機感を持ったのも当然といえるでしょう。

「『これはまずい』と気付き、一念発起して生活スタイルを見直しました。まず一日の喫煙本数を減らし、食事量もセーブするようにしました。会社から帰宅後、夜、約四㎞のジョギングで身体を鍛えるようにしたのです。夜は、〇時には寝るようにして、大体七時間半～八時間の睡眠をとるようにしました」

さらに大塚さんは、食事の内容も、大幅に見直しました。

「まず、朝食、昼食、夕食ともに野菜を多く摂る食事へと切り替えました。そして、朝は毎日、納豆ご飯にしました。大豆製品には血管を若返らせる効果があり、そのなかでも納豆は、ナットウキナーゼという血液をサラサラにする効果がある成分も含まれていると聞いたからです。そして、夕食は外食でも定食屋さんに行き、焼き魚定食など、かならず魚が入った定食を食べるようにしました」

大塚さんは、この生活スタイルの改善が有効かどうかを確認するため、初回の検査から一週間後に、再びCAVI検査とABI検査を受けました。

結果はすばらしいものでした。一週間後のCAVI値は左右とも六・八、ABI値は右が一・二六、左が一・四七。「血管年齢は三〇代後半に相当します」と判定されたのです。

「一週間の生活スタイルの改善で、血管年齢を五歳前後も若返らせることに成功しました。なによりも元気に生き抜く自信をつけられたことが大きいといえます」

大塚さんのように血管年齢を若返らせようと努力すれば、その努力はかならず報われるものなのです。

血管内皮前駆細胞（EPC）の活性化で血管は若返る

小島さんや大塚さんの血管年齢を若返らせるのに役立ったと考えられるのが血管内皮前駆細胞（EPC）です。一九九七年に東海大学医学部の浅原孝之《あさはらたかゆき》教授によって発見され、動脈硬化の進行した血管の修復機能を担《にな》っていることが突き止められ、世界的に大きな注目を浴びました。**骨髄《こつずい》で産生されたEPCが血流にのって動脈硬化を起こしたところに集まり、血管を修復しその若返りをはかるのです。**

ウォーキングやヨガ、ダンスなどの有酸素運動がこのEPCを増やし、EPCの働きを活性化させるもっとも効果的な方法にほかなりません。**日常生活に組みこんだ有酸素運動で、動脈硬化の進行した血管を修復し、しなやかで弾性に富んだ血管を取り戻すことができるのです。**

一方、普段から私たちが食べている食べ物の中にも、動脈硬化を抑え、その進行を止めるということだけではなく、動脈硬化の進行で老化した血管を若返らせる食品があります。代表的なのはエイコサペンタエン酸（ＥＰＡ）が豊富なイワシやサバ、サンマなど青身の魚です。

ＥＰＡは血液中のコレステロールなどを減らすことに加え、高血圧の改善もはかって血管を若返らせる効果があることが各種の臨床試験で明らかにされています。商品名が「エパデールＳ３００」という薬があります。コレステロールや中性脂肪の値が高い脂質異常症の患者さんに処方される薬の一つで、イワシの魚油から抽出したＥＰＡ製剤です、ＥＰＡは厚労省から脂質異常症の薬としても認可されているくらいなのです。

実年齢より血管年齢が老けていたとしても、もはや意気消沈しあきらめる必要はありません。食生活の改善と適度な運動で血管年齢を若返らせれば、心筋梗塞や脳梗塞などを招かない健やかな日々が送れるようになるのです。

血管は内膜・中膜・外膜の三層からできている

血管の中で**動脈と静脈は①内膜と②中膜、③外膜の三層から血管の壁を形成**しています。内膜は一層の内皮細胞がタイルのようにびっしりと隙間なく敷き詰められ、血液とじかに接しています。血液や血液に含まれる有害物質が、血管壁の中に沁《し》みこむのを防ぐバリアの役割を果たしているのです。

中膜はエラスチン（弾性繊維《せんい》）とコラーゲン（膠原繊維《こうげん》）という二種類のタンパク質を主成分とした結合組織と平滑筋《へいかつきん》という筋肉によってつくられています。結合組織と平滑筋がバームクーヘンのように何層にも積み重ねられて形成されているのです。

外膜はエラスチンとコラーゲンによる結合組織でつくられ、血管全体を包みこんで保護すると同時に、周囲の組織と緩やかに結合しています。動脈そのものや動脈の拡張・収縮を調節する神経に酸素と栄養を補給する毛細血管が張りめぐらされているのも外膜です。

一方、毛細血管は一層の内皮細胞と結合組織のみから血管壁を形成しています。中膜と外膜が存在しないことからきわめて薄い壁となっています。

図表8-1　血管壁の構造

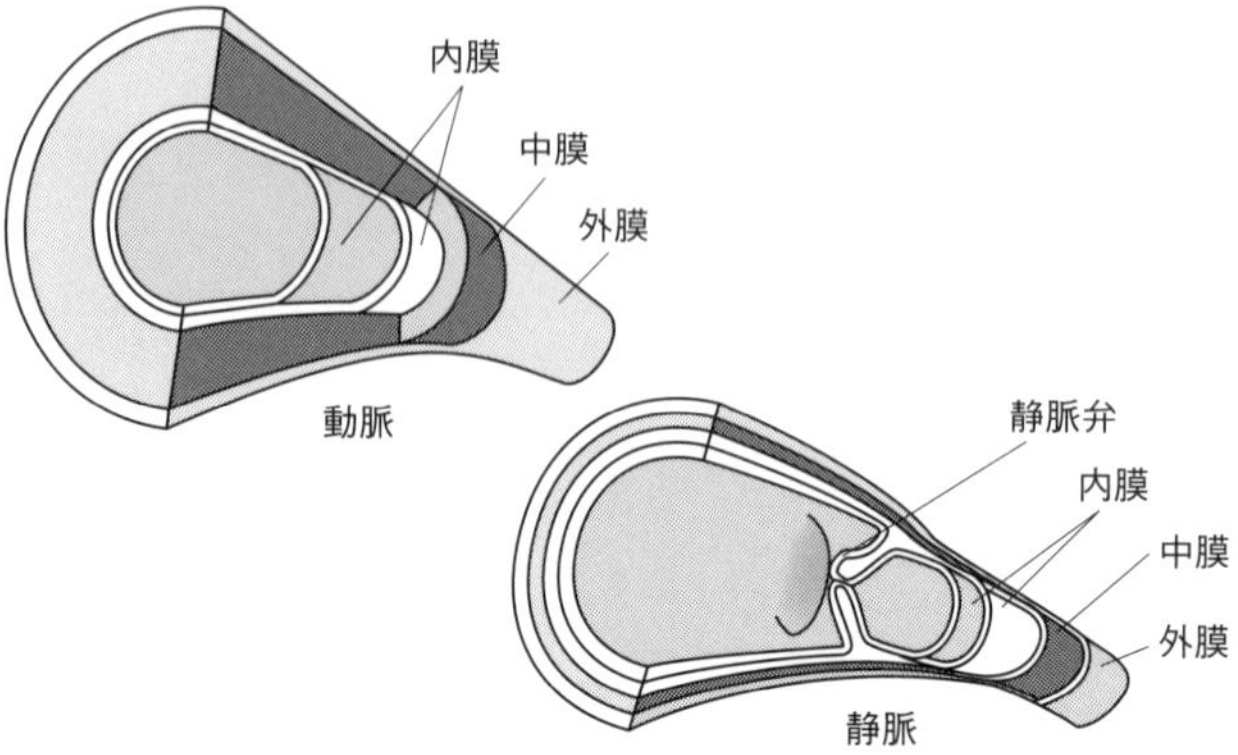

図表8-2　動脈・静脈・毛細血管

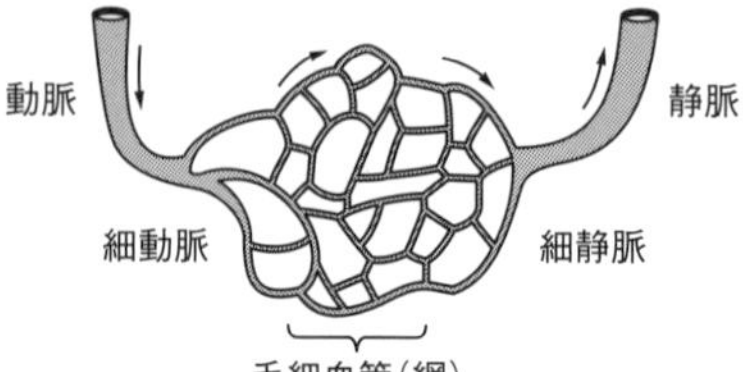

血管の内皮細胞は「血管の司令塔」

重要なのは動脈や静脈、毛細血管のいずれも、血液とじかに接するところにかならず内皮細胞が敷き詰められていることです。そしてこの**血管の内皮細胞こそ動脈や静脈、毛細血管をきめ細かくコントロールし、身体のすみずみまで血液を円滑に流して再び心臓へ戻す役割を果たしている、いわば「血管の司令塔」ともいえる存在**なのです。

そもそも血管の内皮細胞が大きく注目されたのは、全身の血管に血液をスムーズに流すための生理活性物質が内皮細胞から分泌・放出されていること。そしてその生理活性物質が一酸化窒素（NO）であることが突き止められたからです。一酸化窒素の刺激によって血管が緩み、弛緩《しかん》＝拡張することで血液が流れやすくなっていたのです。

その後、**一酸化窒素は血管の弛緩・拡張作用のほかに、血液をかたまりにくくさせる働きや、悪玉コレステロールの酸化防止作用などがある**ことも明らかにされてきました。

さらに一酸化窒素以外にも、プロスタサイクリンなど数多くの有益な生理活性物質が内皮細胞から分泌・放出されていることも発見されました。その大半が血管の収縮や拡張をはじめ、血管の透過性や血液の凝固などに深くかかわっている重要なものであることが次々と明らかにされてきたのです。

血管内皮へのダメージから動脈硬化が進展

血管の内皮細胞が重要なのは、一酸化窒素をはじめとする各種の生理活性物質などで血管を適切にコントロールしている、ということだけではありません。ほかならぬ**動脈硬化はこの内皮細胞から形成される血管内皮への些細な傷、損傷をきっかけに発症・進行する**ことが明らかにされているのです。

喫煙などから生じる活性酸素や高血圧、血液中の過剰な悪玉コレステロールや中性脂肪、過剰な糖分などは血管の内皮細胞にダメージを与え、その働きを阻害することはもちろん、内皮細胞で形成された血管内皮の表面も容易に傷つけ損傷させてしまいます。

ちょっとした小さな傷でも、一旦、血管内皮の表面に傷がついたら、血液はその傷口から血管内皮の中へ沁みこんでいきます。当然、血液中の悪玉コレステロールや単球（白血球の一種）なども血管壁＝内膜の中へ侵入していきます。

内膜の中に入った**悪玉コレステロールは血液中の活性酸素によって酸化され、人体にとって異物であり有害な酸化コレステロールに変化します。**酸化コレステロールを放置して

図表9　プラーク発生のプロセス

①血管内皮に傷がつき、脂質が入りこんで酸化する。

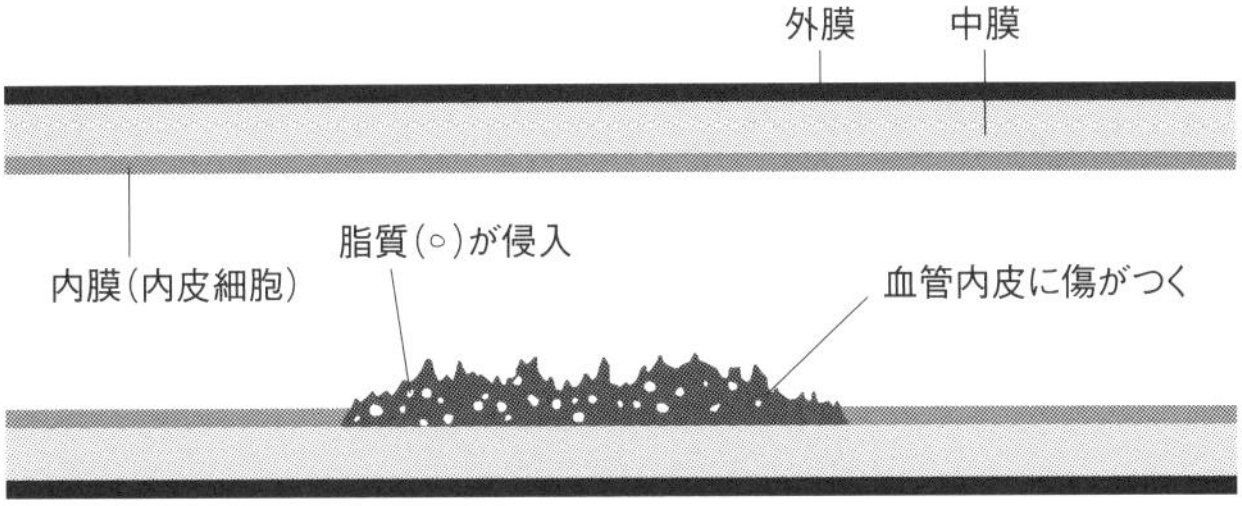

②マクロファージが変化した泡沫細胞の死骸が脂肪となって蓄積、プラークとなる。

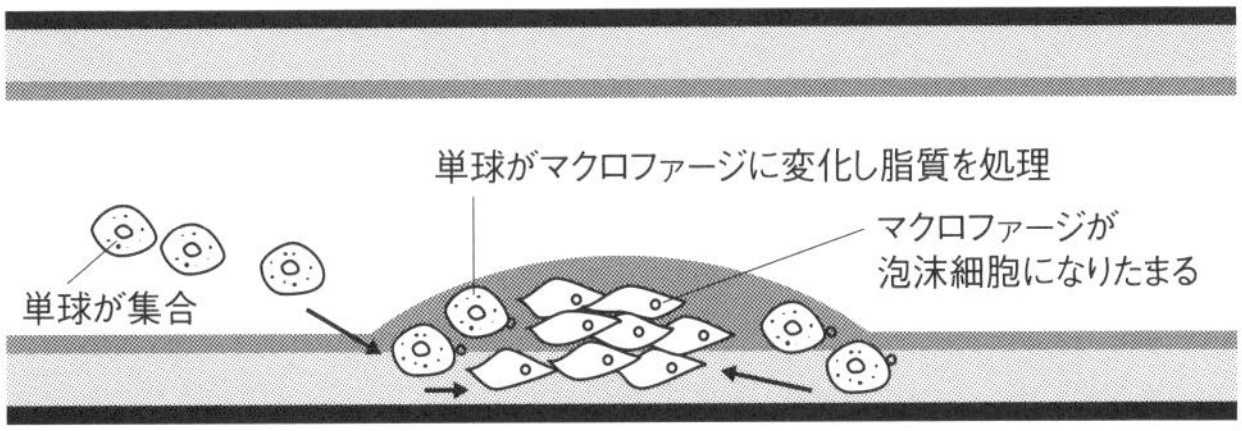

③初期のプラークは、きわめて表皮が弱く傷つきやすい状態で、プラークが成長すると中膜や外膜はしだいに硬くなる。

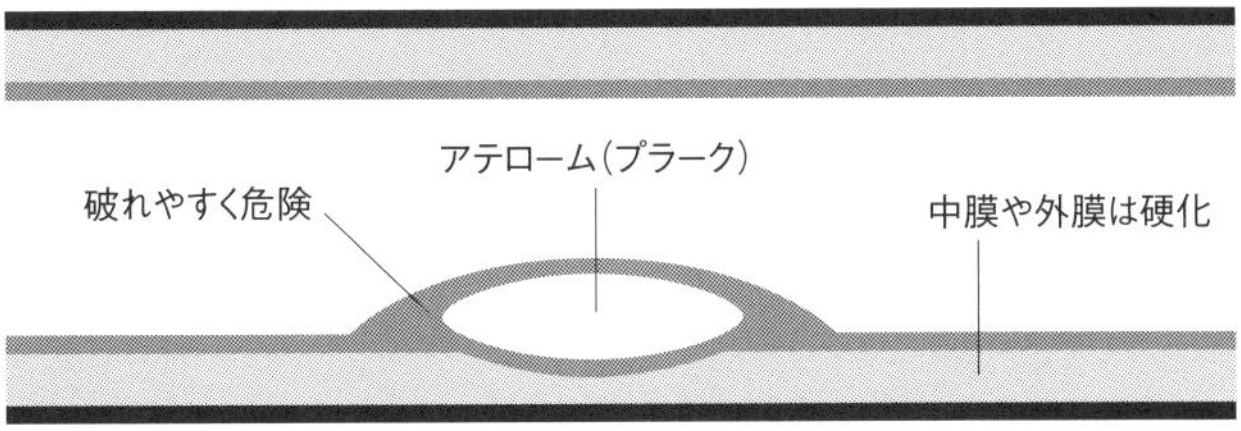

いるとその周辺の細胞も破壊されてしまいます。

周辺細胞の破壊を阻止するため、単球はすみやかにマクロファージ（大食《たいしょく》細胞、貪食《どんしょく》細胞ともいう）へ分化して生まれ変わり、マクロファージがこの酸化コレステロールを捕食しその中にとりこみ脂質としてためこんでいきます。ただし、あまりにも酸化コレステロールをとりこみすぎるとマクロファージの中身は脂質だらけとなり、ブヨブヨとした泡《ほう》沫《まつ》細胞というものへ変わっていくのです。

泡沫細胞は酸化コレステロールのほかに中性脂肪も積極的にとりこみ、やがて死滅していきます。死骸となった泡沫細胞は内膜の中で粥状《かゆじょう》の塊《かたまり》＝アテローム状となります。これがプラークの発生です。

プラークが生じると、内膜と隣接した中膜の平滑筋細胞（中膜を形成する平滑筋の細胞）が内膜の側へ侵入してきます。こちらも内膜の酸化コレステロールを積極的に捕食し、泡沫細胞へと変わっていきます。そして先のプラークの発生・増殖を後押しし、プラークをより巨大なものへと成長させていくのです。

プラークが巨大化し内膜のいたるところに生じると、内膜はしだいにゴツゴツと硬くなり、内側へ押し出すようにその厚みを増加させていきます。代表的な動脈硬化であるアテローム性動脈硬化はこうして始まり、動脈硬化の進行によって血管が老化し血管年齢を上げていくのです。

健康診断からわかる血管年齢

血管年齢を測定する方法として、先に血管年齢検査（ＣＡＶＩ検査＋ＡＢＩ検査）や頸動脈エコー検査、加速度脈波検査などを紹介しましたが、そうした検査を受けなくても血管が老化しているのかどうか、実年齢と比べて血管年齢が老けているのかどうかを自覚するための目安があります。会社の健康診断などで簡単に知ることのできる血圧やコレステロール値、中性脂肪値、血糖値などの数値がそれです。

血圧とは心臓がドッキンドッキンと拍動し、収縮と拡張を繰り返しながら血液を全身に送り出すときに生じる血管内の圧力のことです。一回の拍動による圧力で心臓から血管に送り出される血液の量はエスプレッソカップ一杯分、約七〇mLといわれます。

心臓は人が生きている限り、休むことなく拍動しつづけます。一分間の拍動回数は約六〇数回、一時間で約四〇〇〇回、一日で九万六〇〇〇回に達し、常に血管は心臓の拍動によって圧力を受けつづけています。

血管は常時ストレスにさらされており、**血圧が高ければ高いほどストレス＝血管への負**

図表10　血圧の基準値　単位/mmHg

血圧正常値一覧表	上の血圧	下の血圧	自宅測定時
至適血圧	119まで	79まで	125/80未満
正常値	120～129	80～84	
正常高値	130～139	85～89	
Ⅰ度高血圧	140～159	90～99	135/85以上
Ⅱ度高血圧	160～179	100～109	
Ⅲ度高血圧	180以上	110以上	

荷は大きくなります。増大した負荷によって動脈硬化の進行は速まり、血管の壁は硬く厚みを増し、その内腔を狭め、血管の老化＝血管年齢を高めてしまうのです。

収縮期血圧（上の血圧）が一四〇㎜Hg以上か、拡張期血圧（下の血圧）が九〇㎜Hg以上の場合、高血圧と診断されます。高血圧と診断されたら、血管年齢は実年齢と比べて老けている、と判断して間違いありません。

また、血圧が正常値（上の血圧が一二〇～一二九㎜Hg、下の血圧が八〇～八四㎜Hg）であっても、いままでと比べて高くなっていたら血管年齢が老けてきたと考えなければなりません。日頃から血圧に気を配り、血管年齢が実際の年齢より高くならないように注意してください。

悪玉コレステロール値の上昇、脂質異常症は要注意

血液中の脂質は①コレステロールと②中性脂肪、③リン脂

質、④遊離脂肪酸の四種類に分けられます。このうち**動脈硬化の発症と進行に関係し、血管年齢と深くかかわっているのがコレステロールと中性脂肪**です。

コレステロールや中性脂肪は水に溶けにくい脂質（脂肪）です。そのままでは血液になじまないし、安定した形で血流にのることができません。水に溶けやすいアポタンパク質やリン脂質に包まれ、リポタンパクという形で血管の中を流れています。いわばコレステロールや中性脂肪はマンジュウのアンコ、アポタンパク質やリン脂質はマンジュウの皮にたとえられ、リポタンパクというマンジュウという形をとって血管の中を流れているのです。

コレステロールは健康にとって、あたかも悪いものであるかのように喧伝《けんでん》されていることが少なくありません。しかし、決してそんな不健康なものではなく、人体を構成する細胞の膜やホルモンなどをつくるのに必要不可欠な有用なものです。

血液中では**低比重リポタンパク（ＬＤＬ）**と高比重リポタンパク（ＨＤＬ）という形で存在します。前者を**ＬＤＬコレステロールとか悪玉コレステロール**、後者をＨＤＬコレステロールとか善玉コレステロールともいいます。

ＬＤＬが悪玉コレステロールと呼ばれるのは、身体の各組織にコレステロールを運ぶ重要な役割を担っているものの、動脈の血管壁にもコレステロールを運びこみ、動脈硬化の発症や進行に関与し血管年齢を上げてしまうからです。ＨＤＬが善玉コレステロールといわれるのは、身体の各組織から余分なコレステロールを回収し、肝臓へ運び戻すことからです。

現在、**血液中の悪玉コレステロールの値が一四〇㎎／dl以上か、善玉コレステロールの値が四〇㎎／dl未満、そのどちらかに該当していれば脂質異常症**と診断されます。いずれも血液中に悪玉コレステロールが溢《あふ》れかえり、動脈硬化を促し心筋梗塞や脳梗塞などの血管事故を招きかねないからです。

悪玉コレステロール（ＬＤＬコレステロール）の値が高ければ高いほど、あるいは善玉コレステロール（ＨＤＬコレステロール）の値が低ければ低いほど、血管の老化は早まり、血管年齢を上げてしまうのです。

また、血液中にカイロミクロンや超低比重リポタンパクなどの形で存在する中性脂肪も人体にとって不可欠のエネルギー源なのですが、過剰に増えて血液中に溢れてしまうと動脈硬化を促進します。血液中の**中性脂肪（トリグリセリド）の値が一五〇㎎／dl以上の場合も脂質異常症**と診断されます。

脂質異常症と診断されたら、血管年齢は実年齢より老けていると判断して間違いありません。ＬＤＬコレステロールやＨＤＬコレステロール、中性脂肪の値が正常範囲内であっ

図表11　脂質異常症の診断基準

	コレステロール	数値
高LDLコレステロール血症	LDLコレステロール値	140mg/dl以上
低HDLコレステロール血症	HDLコレステロール値	40mg/dl未満
高トリグリセリド血症（高中性脂肪血症）	トリグリセリド値 ※トリグリセリドは代表的な中性脂肪	150mg/dl以上

ても、従来より悪化の傾向が認められたときは、血管年齢が老けはじめたと考える必要があります。

健康診断などで明らかになった悪玉コレステロール（ＬＤＬ）や善玉コレステロール（ＨＤＬ）、中性脂肪の値を軽視し、見過ごすようなことがあってはいけません。血管年齢が高いのか否か、その重要な目安となるので重視するようにしてください。

血糖値は血管年齢を測定する重要な目安

血糖値とは血液中のブドウ糖濃度の値です。米やパン、麺類などの主食をはじめ、ジャガイモやサツマイモなどのイモ類、バナナやモモなどの果物、甘いお菓子やジュースなどに豊富な炭水化物（糖質）を摂ると、体内で消化・吸収されて最終的に血液中のブドウ糖となります。この**血液中のブドウ糖を血糖と呼び、血液一dl（一dl＝一〇〇cc）中のブドウ糖含有量が血糖**

図表12　糖尿病の診断基準

	空腹時血糖値	食後血糖値	ヘモグロビンA1c
正常値	100mg/dl未満	140mg/dl未満	6.2%未満
正常高値	110mg/dl未満		
境界型糖尿病	100〜126mg/dl未満	140〜200mg/dl未満	検査を推奨
糖尿病	126mg/dl以上	200mg/dl以上	6.5%以上

値です。

健康な人の血糖値は通常一〇〇mg／dl未満（空腹時血糖値）。食後でも一四〇mg／dl（食後血糖値）を超えることはめったにありません。

私たちの身体はブドウ糖を主なエネルギー源として利用し、生命を維持しています。膵臓《すいぞう》のβ細胞から分泌されるインスリンというホルモンの働きで、細胞が血液中のブドウ糖をとりこみエネルギーとして活用するのです。

ただし、膵臓から分泌されるインスリンの量が少なかったり、あるいはインスリンの効きが悪かったりすると、細胞は十分な量の血糖をその中にとりこめません。とりこめなかったブドウ糖は血液中に溢れ、血液中のブドウ糖濃度＝血糖値を高め高血糖の状態がつくられてしまうのです。

糖尿病と診断されるのは、こうした高血糖状態が続いたときです。そのうちに尿の中にブドウ糖が漏れて排泄されるケースも増えていくことから、「糖尿病」という病名がつけられました。

毒性の強い終末糖化産物＝ＡＧＥｓ

高血糖や糖尿病も高血圧や脂質異常症と並び、動脈硬化を促進し、血管年齢を上げる重大な要因の一つです。とりわけ**最近大きな注目を浴びているのが、両者から生じる終末《しゅうまつ》糖《とう》化《か》産物《さんぶつ》による血管へのダメージ**です。

血糖が過剰になって高血糖に陥《おちい》ると、血糖は人体の細胞や組織をつくっているタンパクと結合＝糖化します。糖化によってタンパクを糖化タンパクへと変えてしまうのです。

初期のうちに血糖値を下げられれば元の正常なタンパクに戻せます。しかし、長期にわたって高血糖が続くと元に戻れなくなり、さらに毒性の強いものへと変質します。これが終末糖化産物＝ＡＧＥｓ《エイジス》で、**ＡＧＥｓは血糖と人体のタンパクが結合した糖化タンパクの成れの果て**といえるでしょう。

重要なのは血糖が動脈の血管壁の中に侵入し、中膜の結合組織をつくるエラスチンやコラーゲンなどのタンパクにも付着してしまうことです。糖化タンパクとなったエラスチンやコラーゲンはやがて元に戻れなくなり、糖化タンパクからＡＧＥｓに変質します。

もはやこうなると最悪です。動脈のしなやかさや弾力性などを保障していた中膜の結合組織はボロボロになり、動脈硬化が一気に進行し血管年齢を上げてしまうのです。

空腹時血糖値が一二六mg／dl以上か、食後血糖値が二〇〇mg／dl以上、あるいはヘモグロビンＡ１ｃ《エーワンシー》（過去一～二ヶ月間の血糖の平均値）が六・五%以上のときは糖尿病と診断されます。

健康診断で糖尿病と診断されたら、血管年齢が実年齢と比べて老けていることは間違いありません。数値が高くなればなるほど、血管年齢はより老けていると考えるべきでしょう。

また、空腹時血糖値や食後血糖値、ヘモグロビンＡ１ｃの値が正常範囲内であろうとも、その値がこれまでと比べ高くなっていたら血管年齢が老けはじめたと自覚しなければなりません。

血糖値やヘモグロビンＡ１ｃなども血管年齢を推測する重要な目安です。ゆめゆめおろそかにしてはいけません。

足の逆流防止弁が壊れると下肢静脈瘤に

一方、実際の年齢より血管年齢が高くなるのは動脈だけではありません。最近は静脈も実年齢より血管年齢の高い人が増えてきており、さまざまな静脈のトラブルや病気などで悩んでいる方が少なくありません。

静脈は、足先など身体の末端まで送られてきた血液を、再び心臓に戻す重要な役割を果たしています。ただし、人間は立ち姿勢のまま二本の足で歩く直立二足歩行の動物です。全身をめぐる血液量の約七割が心臓より下に存在するので、重力に逆らって血液を上へ上へとあげて心臓に戻さなければいけません。

では、どうやって心臓に戻しているのでしょうか。静脈の中に一定間隔で存在する数多くの**静脈弁＝逆流防止弁**と、足のふくらはぎなどの筋肉による**筋ポンプ作用**がカギを握っているのです。

静脈の逆流防止弁はカタカナの「ハ」の字の形をしています。血液が上に向かって一方向だけに流れるのは、この「ハ」の字の形で血液の下方への逆流を防いでいるからです。

静脈の逆流防止弁がとくに多いのは足の静脈です。**私たちが立っていても、足の静脈の血液を心臓へ戻し還流させせられるのは、この逆流防止弁のおかげです。**

また、歩行や屈伸《くっしん》などで足を動かすと、ふくらはぎをはじめとする足のさまざまな筋肉の収縮と弛緩《しかん》が繰り返されます。その際、筋肉の収縮によって足の静脈もギュッと押し潰され、静脈の中の血液はより上のほうへ送られます。次に筋肉の弛緩により足の静脈は広がり元の形状に戻るものの、戻りながら下のほうから新たな血液の流入を受け容《い》れます。足の筋肉の収縮と弛緩は血液を心臓へ戻すポンプであるかのように働くので、これを「筋ポンプ作用」と呼んでいます。

足などの静脈の血液を心臓に還流させているのは足の筋肉の筋ポンプ作用であり、まさに足は第二の心臓です。バケツリレーのごとく、血液の入ったバケツを次々と上の人へ手渡すようにして静脈の血液を心臓へ戻していくのです。ちなみに牛の乳を搾《しぼ》り出すように、心臓に向けて血液を順々に送っていくことからミルキングアクションともいわれています。

問題は、**静脈の逆流防止弁の働きや足の筋ポンプ作用などが歳とともに衰えていく**ことです。運動不足などが加わったりすると静脈の血管年齢は一気に上がり、足の太もももやふくらはぎなどの筋力低下から筋ポンプ作用もうまく働かなくなります。やがて足の静脈に血液のうっ滞やむくみ、かゆみなどが起こることもあります。

とりわけ長時間の立ち仕事や妊娠・出産、生来の遺伝的体質などをきっかけに静脈の逆流防止弁が壊れると、血液の逆流を招く下肢静脈瘤《かしじょうみゃくりゅう》の発症を招きます。

下肢静脈瘤は血液の逆流から足の血管（静脈）が太くふくらみ、コブのように盛りあがったり蛇行《だこう》したりする病気です。見た目が悪いのはもちろんですが、足のむくみやかゆみ、足のだるさなどの症状に悩み、湿疹《しっしん》や潰瘍《かいよう》などが生じることもあります。

下肢静脈瘤は命にかかわらない良性疾患ですが、決して侮《あなど》ってはいけません。そのまま放置していても自然に治癒《ちゆ》することは絶対あり得ず、かならず治療を受けないと治癒しない病気なのです。

深部静脈血栓から急性肺塞栓症になるケースも

ところで、足の静脈は、①皮膚の近くを走る表在静脈と、②足の筋肉の深いところを走る深部静脈の二つに大きく分けられます。下肢静脈瘤は表在静脈に起きる病気ですが、深部静脈に生じて命にかかわる病気といえば深部静脈血栓症です。

深部静脈血栓症は深部静脈を流れる血液が滞《とどこお》って凝固し、突発的につくられた血の塊（血栓）が深部静脈の内腔をふさぎ詰まらせてしまう病気です。足の腫れや痛み、熱感などを覚えたり、立っていると足が赤紫色になったりすることもあります。

病気などで寝たきりになって足が動かせなくなったり、体内の水分が不足する脱水状態に陥ったりすると深部静脈血栓症が発症しやすくなります。国際線のジェット旅客機などの狭い座席で、長時間（六時間以上）にわたり同じ姿勢をとらされていると発症しやすいのでエコノミークラス症候群、ロングフライト血栓症とも呼ばれます。

怖いのは**深部静脈血栓症から急性肺塞栓症へ進展し、生死の境をさまようケースが少なくない**ことです。深部静脈に詰まった血栓が血管壁から剝《は》がれ、血流にのって心臓の右心房から右心室、肺動脈へ飛び、肺動脈で再び血管を詰まらせてしまう病気が急性肺塞栓症です。

心臓から肺に向かって血液を送る血管（肺動脈）が詰まってしまうので、血液を肺に送れなくなります。肺において二酸化炭素を放出し、酸素を受け取るガス交換ができなくなり、血液中の酸素濃度は急速に低下し、息苦しさなどを覚えて呼吸が苦しくなります。

加えて、肺に血液を送れないまま心臓の右心室に血液が滞留《たいりゅう》し始めると、右心室が拡張し隣の左心室を圧迫します。肺から心臓の左心房、左心室へ戻ってくる血液の量が乏しくなり、左心室から全身に送り出す血液が減っていきます。その結果、心臓の鼓動や呼吸が突然止まり、急死することもありますから大変です。

たしかに急性肺塞栓症といえども、肺動脈の詰まったその範囲の多寡《たか》により重症度が異なります。息苦しさや呼吸困難などの症状が少しずつ悪化していくケースもあります。しかし、**急性肺塞栓症とすみやかに診断できないまま適切な治療を受けられなかったときの死亡率は、約三〇％にものぼる**のです。

静脈の血管年齢が上がっても、そんなにたいした障害や病気を招くことはないだろうと高を括《くく》っていてはいけません。日頃から静脈の状態にも気を配り、何かおかしいと気付いたら、迷わずに血管外科などの専門医を受診して、検査や適切な治療を受けるようにしてください。

第三章　血管年齢を老けさせる原因

動脈硬化がサイレントキラーと呼ばれる理由

血管年齢を測り、日頃から自分の血管年齢を把握しておくことは現代人にとって必須事項といえます。三〇代、四〇代でまだ若いから、「動脈硬化なんて、そんなに心配しなくても……」と慢心しているとかならず後悔します。いまや実際の年齢が若いからといって、動脈硬化と無縁とは限らないのです。

そもそも幼児の動脈にも、動脈硬化の最初の兆候である脂肪の塊《かたまり》がみられます。人間の動脈硬化はきわめて早い段階から進行し、運動不足や栄養過多の食事、ストレスまみれの日常生活などによって加速されざるを得ないのです。

動脈硬化が怖いのは、驚くほど進行していても無症状なことです。**まったく気付かないうちに進行することから、「サイレントキラー（静かな殺し屋）」といわれています。**そっと忍び寄られ、突然、息の根を止められてしまうことも珍しくありません。

「昨日まであんなに元気だったのに、なぜ……」

あなたのまわりにもこんなふうに絶句され、突然、この世を去った友人や先輩がいるのではありませんか。

心臓の冠状動脈や心臓に直結する大動脈にいちじるしい動脈硬化の進行がみられれば、いつ急性心筋梗塞や大動脈破裂などに襲われ急死してもおかしくありません。ある日突然、脳動脈が詰まったり破れたりして、脳梗塞や脳出血の発作に見舞われ、死に直面するケースも少なくないのです。

動脈硬化の進展の程度は、血管年齢の測定によって判明します。自分の血管年齢を知ることは、健康的な生活を送るための第一歩です。

もし血管年齢が実年齢より老けていて高かったら、これまでの生活習慣をしっかりと見直しましょう。**動脈硬化を促進し、血管年齢を上げる主要な要因が、①喫煙や②高血圧、③脂質異常症、④糖尿病、⑤肥満であること、心筋梗塞や脳梗塞などの発症＝血管事故に襲われるきっかけがストレスや不規則な生活スタイルなどにあること**が突き止められているからです。

タバコが血管の老化を進めるメカニズム

タバコを吸うのは血管にとって最悪といえます。直接、血管を傷つけダメージを与えるのはもちろん、間接的にも血管をジワジワと締めつけて動脈硬化を促進します。

「活性酸素」をご存じでしょうか。

私たちは酸素を体内にとりこみ、糖質や脂質、タンパク質などの栄養素を体内で燃やしてエネルギーを得ています。その際、使用された酸素のほとんどは、水素と結合し水となります。ただし、それ以外のほんのわずかな酸素が活性酸素を発生させてしまうのです。

活性酸素の大きな特徴は反応性がきわめて高いことです。あらゆるものを酸化し、損傷を与えてしまいます。

喫煙は、この活性酸素を体内で大量に発生させます。そして活性酸素は血管のもっとも内側の血管内皮と、そこにタイルのように敷き詰められた内皮細胞に集中的な攻撃を加えるのです。

ダメージを受けた内皮細胞は傷つき、そのうちに血管内皮から剝《は》がれ落ちてしまいます。もはやボロボロとなった血管内皮は、血管壁を守るバリアとしての役割が果たせなくなってしまうのです。

こうなると、悪玉コレステロールや単球（白血球の一種）をはじめ、血液中の有害物質なども怒濤《どとう》のように血管壁の中へ侵入します。そして、血管壁の中で悪玉コレステロールは活性酸素により酸化され、酸化コレステロールへと変化します。

単球から分化したマクロファージが酸化コレステロールを捕食し、自身を泡沫《ほうまつ》細胞へと変貌させます。その後、泡沫細胞は死に絶え、その死骸《しがい》が積み重なってプラークをつくり、動脈硬化を発症させてしまうことは先述した通りです。

喫煙から生じた活性酸素の害はこれだけではありません。**活性酸素によって一酸化窒素など有用な生理活性物質をつくる内皮細胞の働きも妨《さまた》げられます。**

一酸化窒素は血管の拡張作用をはじめ、血液を固まりにくくさせたり、活性酸素の働きを抑えたりする作用などが認められています。しかし、活性酸素によって内皮細胞の働きそのものが妨げられ、一酸化窒素の分泌・放出量は急速に減少していかざるを得ません。

その結果、ますます血管は収縮しがちとなり、その内腔《ないくう》も狭くなります。血液もかたまりやすくなり、血の塊で突然血管を詰まらせてしまう可能性も大きくなります。さらに活性酸素の酸化作用自体も高まり、内皮細胞への攻撃がより強化され、動脈硬化を促進させてしまうことになるのです。

タバコ一本の喫煙で、血管は約三〇分間縮む、との研究報告も発表されています。時間を置かずに立てつづけにタバコを吸うチェーンスモーカーならば、血管の収縮が何時間にもわたってつづきます。動脈硬化が一挙に進展し、心筋梗塞や脳梗塞などの発症に向けてまっしぐらに突き進んでいるといってよいでしょう。

血管の動脈硬化の発症を予防するのはもちろん、その進行を抑え、血管の若返りをはか

りたいのであれば、まずタバコをやめることです。喫煙をやめれば活性酸素の大量発生が止まります。内皮細胞と血管内皮をよみがえらせ、しなやかで弾性に富んだ血管へと若返らせる道が開けるのです。

日本人の三人に一人が高血圧

血圧とは、心臓から全身に送り出される血液により、その通り道の壁＝血管壁が受ける圧力のことです。この圧力が高ければ高いほど動脈硬化が促進され、心筋梗塞などの血管事故を引き起こすことから、**高血圧は血管年齢を上げる重大な原因の一つ**とされています。

血圧は通常、「上の血圧」と「下の血圧」で表示されます。

心臓が血液を大動脈へ送り出す瞬間、心臓はギュッと縮んで収縮＝拍動します。このとき心臓と大動脈の境にある大動脈弁が開き、血液を一気に押し出すので、血管壁にかかる圧力はもっとも強くなります。これを「**上の血圧**」と呼び、「**収縮期血圧**」「**最大血圧**」「**最高血圧**」ともいいます。

一方、収縮した心臓は次に大動脈弁を閉めて拡張し、静脈の血液を心臓の中へ受け容《い》れます。ただし、心臓が拡張している最中でも、動脈の血管壁への圧力が消失するわけではありません。血管壁への圧力は低下するものの、拡張中も血管壁に圧力はかかりつづけているのです。これを「下の血圧」、あるいは「**拡張期血圧**」「**最小血圧**」「**最低血圧**」とも呼んでいます。

収縮期血圧が一四〇㎜Hg以上か、拡張期血圧が九〇㎜Hg以上の場合、高血圧と診断されます。これがどのくらいの圧力なのかというと、とんでもないほど大きな圧力なのです。

血圧は管の中の水銀（Hg）を、どれくらい高く（㎜）押し上げられるのかで表示します。一四〇㎜Hgとは水銀を一四〇㎜押し上げる圧力のことです。

「一四〇㎜？」

「一四㎝か」

「そんなにたいしたことはないな」

と思うのは早計です。水銀はきわめて比重の大きな物質で、水と比べて約一三倍も重いからです。すなわち、水に換算すると一四㎝×一三＝一八二㎝、水を一・八二mも吹き上げてしまうほど大きな圧力なのです。

重症高血圧と診断されると大変です。**重症高血圧は、収縮期血圧が一八〇㎜Hg以上か、拡張期血圧が一一〇㎜Hg以上の場合です**から、水に換算すると収縮期に一八〇㎜×一三＝二・三四mも吹き上げてしまうほど大きな圧力が血管の壁にかかってしまうのです。

しかし、血管の壁にこれほど大きな圧力がかかっていても、高血圧を見逃してしまう人が少なくありません。高血圧に特有の症状がないことや、高いまま血圧が安定すると症状があらわれにくいからです。

気付かないうちに高い圧力が血管壁にかかりつづけると、その弾力性は徐々に失われていきます。動脈の壁も硬く厚くなり、その内腔も狭まり、いつのまにか動脈硬化を進行させてしまうのです。

日本人の三人に一人、総計四〇〇〇万人以上が高血圧と推定されています。原因によって二つのタイプに大きく分けられます。一つは腎臓の病気やホルモンの異常など他の病気から発症する高血圧で**二次性高血圧**と呼ばれています。もう一つは原因のわからない高血圧で**本態性《ほんたいせい》高血圧**と呼ばれており、高血圧の患者さんの九割以上が本態性高血圧で占められています。

白衣高血圧と仮面高血圧のリスク

最近は家庭用血圧計の普及により、医療機関で測定する血圧より家庭で測るそれのほうが重視されるようになりました。白衣高血圧や仮面高血圧の存在が明らかになり、高血圧をより正しく診断できるケースが増えてきたからです。

白衣高血圧とは、家庭で測る血圧の値より病院やクリニックなどの医療機関で測定する血圧の値のほうが高く出て、誤って高血圧と診断されてしまうケースです。

医師や看護師を前に緊張してしまう人は少なくありません。

「高血圧と告げられたらどうしよう……」

こんな不安などから緊張し、血管をギュッと縮めて測定値を高めてしまうことが原因です。

ご自宅で測った血圧を記録し、受診の際、それを提出して医師の判断を仰ぐことが大切です。

白衣高血圧の人はただちに治療を受ける必要はありません。ただし、**白衣高血圧といわれた三分の一の人が、その後、本物の高血圧を発症したとの報告もあります。**日常生活を見直し、塩分の摂りすぎやストレスなどに注意することが求められます。

仮面高血圧とは、医療機関で測ったときの血圧は正常範囲内の値なのに、仕事の最中や夜間・早朝に血圧の値が異常に高くなるケースです。医師が見つけにくいことから仮面高血圧と呼ばれます。

仮面高血圧には**職場高血圧**と**夜間・早朝高血圧**の二つのタイプがあります。

図表13　仮面高血圧に含まれる病態とその因子

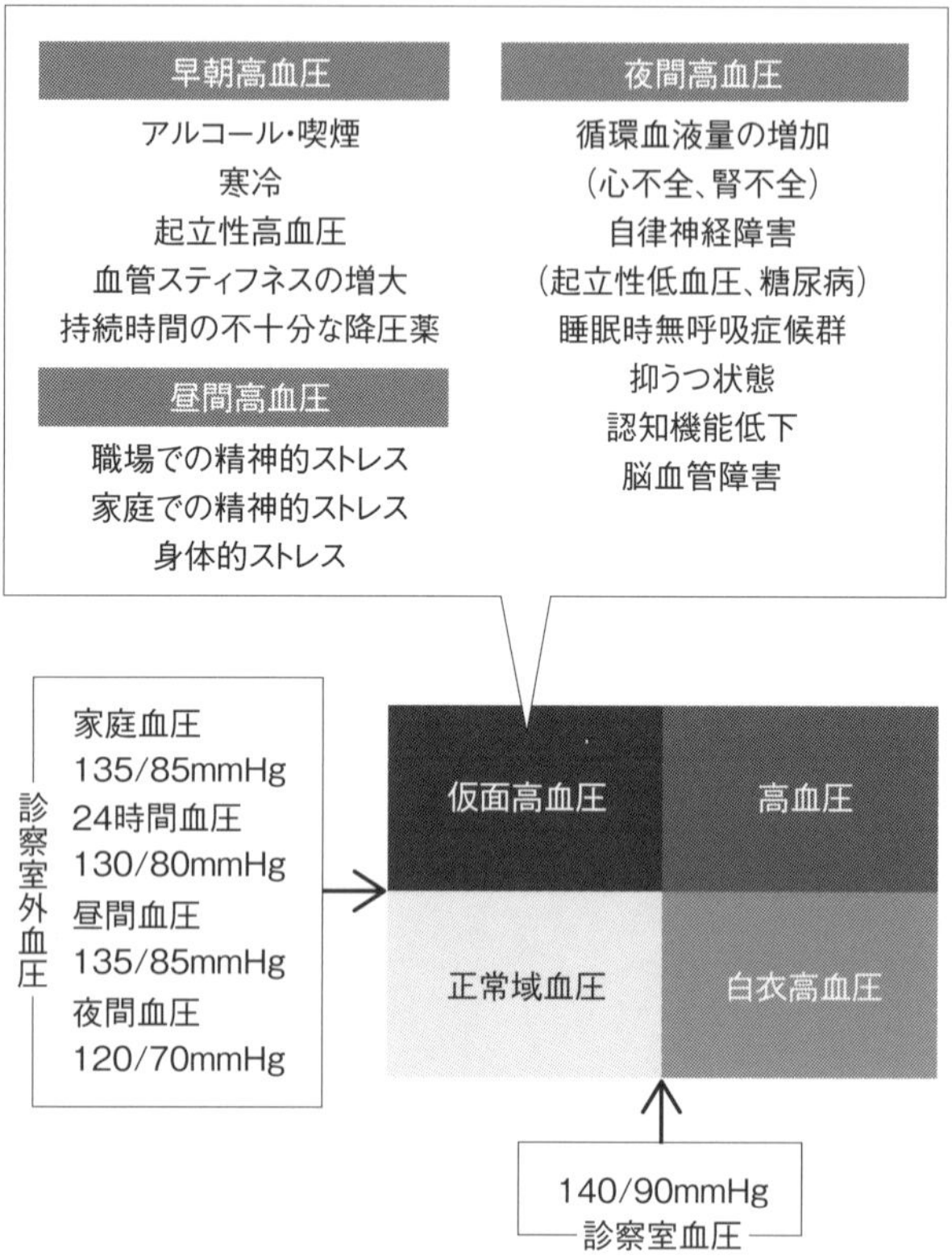
早朝高血圧
アルコール・喫煙
寒冷
起立性高血圧
血管スティフネスの増大
持続時間の不十分な降圧薬
昼間高血圧
職場での精神的ストレス
家庭での精神的ストレス
身体的ストレス
夜間高血圧
循環血液量の増加
(心不全、腎不全)
自律神経障害
(起立性低血圧、糖尿病)
睡眠時無呼吸症候群
抑うつ状態
認知機能低下
脳血管障害
診察室外血圧
家庭血圧
135/85mmHg
24時間血圧
130/80mmHg
昼間血圧
135/85mmHg
夜間血圧
120/70mmHg
仮面高血圧
高血圧
正常域血圧
白衣高血圧
140/90mmHg
診察室血圧

前者の職場高血圧の場合、血圧測定のため診察室に入ると気が緩《ゆる》み、リラックスすることから血圧の値は下がり正常範囲内にとどまるものの、普段は仕事に追われ、ストレスなどから高血圧となっているタイプです。多忙なビジネスマンをはじめ、育児や介護などで少しも息を抜けない主婦に多くみられます。

後者の夜間・早朝高血圧は、前者の職場高血圧よりもっと危険です。

そもそも人間の血圧は、睡眠をとる夜間の時間帯にもっとも下がります。就寝中の血圧の値は、昼間の血圧の一〇～二〇％減の日内変動を繰り返すものなのです。

血圧は本来、明け方から徐々に上がりはじめます。目を覚ました後、血圧の最初のピークを迎えるのはお昼頃で、それから少しずつ下がります。午後三時過ぎ頃から再び上がりはじめ、夕方にかけて第二のピークを迎え、その後は明け方まで下がりつづけるのです。

ところが、夜、寝ていても血圧が下がらなかったり、就寝時の血圧が昼間より高くなったりする人がいます。あるいは起床二時間前から血圧が上がりはじめ、目を覚ました途端、さらに血圧が跳ねあがる人もいます。**夜間・早朝高血圧のタイプは、いずれも午前中に心筋梗塞や脳梗塞を起こし、突然死を招く危険性の高いことが判明しています。**

仮面高血圧を見逃さず早期発見するには、家庭で自ら血圧を測ることが不可欠となります。朝と夜、同じ時間に血圧を測ってください。朝は目覚めてからトイレで排尿をすませた後、一〇～二〇分くらい安静にしてから血圧を測定します。夜は布団の中に入る少し前に測ってください。

上腕で測る家庭用血圧計を用いるのであれば、上腕を心臓と同じ高さにセットします。測るのは利き腕と反対側の上腕で測るのが基本です。

ちなみに家庭で測る血圧は、収縮期血圧が一二五㎜Hg未満で、かつ拡張期血圧が七五㎜Hg未満であれば正常範囲内で、収縮期血圧が一三五㎜Hg以上か、拡張期血圧が八五㎜Hg以上ならば高血圧と診断されます。

平均血圧と脈圧から判定する動脈硬化

ところで、最近は血圧についての研究もめざましく進み、新たな事実が次々と明らかにされてきています。なかでもとくに注目されているのが平均血圧と脈圧についてです。

心臓から送り出された血液は、まずもっとも太い大動脈を流れます。そして大動脈から次々と枝分かれしながら動脈はしだいに細くなり、細小動脈から末梢《まっしょう》血管へと至ります。

心臓から遠いこの細小動脈から末梢血管までの細い血管では、一定の量の血液が一定の圧で流れています。この細い動脈における血液の圧を平均血圧と呼びます。

動脈硬化は細い血管からはじまり、徐々に太い血管に広がっていきます。細い血管に動脈硬化が進行すると血流の悪化を招きます。心臓はより高い圧力で血液を送り出さざるを得なくなり、平均血圧も押しあげてしまいます。**平均血圧は身体の末梢の細い血管の動脈硬化を表しているのです。**

平均血圧は次の計算式で求められます。

平均血圧＝下の血圧＋（上の血圧－下の血圧）÷三

上の血圧と下の血圧をプラスし、その合計を二で割った数値が平均血圧というわけではないので注意してください。

たとえば、上の血圧が一二六㎜Hgで下の血圧が八二㎜Hgのときは、平均血圧は次のようになります。

八二㎜Hg＋（一二六㎜Hg－八二㎜Hg）÷三≒九七㎜Hg

平均血圧の基準値はおよそ九〇㎜Hg以下です。それを超えて上がりつづけていると細い血管の動脈硬化が進行していると考えなければいけません。

脈圧とは、心臓が血液を大動脈へ押し出すときに生まれる圧のことです。**脈圧を上げる要因はいくつかありますが、その決め手となるのは大動脈など太い血管の動脈硬化とそ**

の進行です。

細い血管からはじまった動脈硬化が進むと、徐々に太い血管の動脈硬化もはじまります。そして、太い血管の動脈硬化の進行にしたがって上がっていくのが脈圧なのです。

脈圧は次の計算式で求められます。

脈圧＝上の血圧－下の血圧

たとえば、上の血圧が一二六㎜Hgで下の血圧が八二㎜Hgのときは、脈圧は次のようになります。

一二六㎜Hg－八二㎜Hg＝四四㎜Hg

脈圧の基準値はおよそ五〇㎜Hg前後です。それを超えていると大動脈をはじめ、心臓の冠状動脈や脳動脈など太い血管の動脈硬化が進行していると考えなければいけません。

人は歳を重ねると、誰でも動脈硬化がはじまり進行します。当初は上の血圧（収縮期血圧）も下の血圧（拡張期血圧）も右肩上がりに上がっていくのですが、ある時期から緩《ゆる》やかに下の血圧が下がりはじめます。

「上の血圧は一五〇㎜Hgで少し高めなのですが、近頃は下の血圧が下がってきて、正常範囲内に入るのはもちろん、八〇㎜Hgを切ることもあるので安心です」

たまにこう語る高齢者がおられますが、大きな誤解といわざるを得ません。

下の血圧が下がってきたのは、大動脈など太い血管の動脈硬化が進行し、脈圧の値が大きくなってきたからです。脈圧が大きくなった分だけ、下の血圧を押し下げているのです。脈圧の値は上の血圧から下の血圧を引いた値です。つまり、下の血圧の値は上の血圧から脈圧を引いた値です。太い血管の動脈硬化が進行するほど脈圧は大きくなるので、下の血圧が押し下げられてしまうのです。

動脈硬化の進行では一つの分岐点が存在します。**これまでと同じように上の血圧は右肩上がりに上がっているのに、下の血圧はそれまでと逆に下がりはじめたときが、その分岐点です。**すなわち、身体の末梢の細い血管だけではなく、心臓に直結した大動脈や心臓の冠状動脈、脳動脈など太い血管にも顕著な動脈硬化の進行がみられるようになったことを示す分岐点です。

一般的に五〇歳代後半から六〇歳代前半にこの分岐点を迎える人が多いといわれます。心筋梗塞や脳梗塞など生死にかかわる重大な病気＝血管事故に襲われる可能性が大きくなってきたと自覚し、血圧の推移に注意していかなければなりません。

塩分の摂りすぎと過度なストレスは大敵！

血圧を上げる誘因にはさまざまなものがありますが、代表的なものは**塩分の摂りすぎとストレス**です。

塩分を摂ると、血液中にその成分のナトリウムが増えます。血液中のナトリウム濃度が上がると、それを薄めるため血液中の水分も増加し、血液の量そのものが増えてしまいます。

血液量が増えると心臓はより多くの血液を送り出すため、さらに大きな力を血液にかけなければいけません。そして血圧が上がっていくのです。

また、ナトリウムは血管の内膜を直接傷つけるだけでなく、内膜の損傷箇所から血管壁に侵入し、それをなめし革のように硬くしてしまいます。加えて、血管を拡張する内膜の内皮細胞の働きも妨げ、両者の競合から動脈硬化を一挙に推し進めて高血圧を進行させてしまうのです。

日本人は一日に男性が一一g、女性が一〇gの塩分を摂っており、国際的にも塩分を摂りすぎている国民です。イギリスは男性が九g、女性が七g、オーストラリアは男性が一

○g、女性が七g、アメリカは男性が一一g、女性が八g、カナダは八g（男女平均）と、いずれも日本より低めです。

塩分の摂りすぎを正すには、薄味に慣れ、食材自身の自然な味を楽しむような食生活の改善が求められます。

一方、私たちの身体は脳からの指令を身体のすみずみまで伝える神経のネットワークが張りめぐらされています。自らの意思で身体などを動かす際に機能する**体性神経**と、内臓の働きなどを無意識のうちに調整する**自律神経**の二つに大きく分けられ、**心臓や血管の収縮と拡張に深く関与し、血圧をコントロールしているのが後者の自律神経です**。

自律神経は身体の機能を高める交感神経と、身体を休める副交感神経の相反する二つの神経が存在しています。ストレスがかかると交感神経は緊張し、血管をギュッと強く縮めて収縮させせます。血管が細く狭いものになるので血液も流れにくくなります。加えて、ストレスによって心臓の心拍数が上がり、より多くの血液を全身に送り出そうとすることから血圧を上げてしまうのです。

仕事のノルマや人間関係、転職、過労などから**ストレスをためこむと、日常的に血圧が高くなり、それが常態化して高血圧を招きます**。また、負けず嫌いで競争心が強く、せっかちで攻撃的なタイプA行動パターン（一四八ページ参照）の人は、その性格から高血圧になりやすいといわれます。

精神的ストレスだけでなく、**寒さや寝不足など肉体的ストレスも、高血圧を招き、心筋梗塞や脳梗塞の発症の引き金となります。**冬季における外出はもとより、浴室やトイレなど寒暖の差が大きなところでの寒気や、あるいは何日も続いた寝不足などをきっかけに重大な血管事故に襲われる人が後を絶ちません。

日頃から規則正しい生活を送り、疲れを翌日に持ちこまないように十分な休養や睡眠をとり、ストレスをためこまない生活スタイルの確立こそ、高血圧の予防や改善に役立ちます。

血液中の脂質と糖質は、血管にダメージを与える

動脈硬化を促進し、血管年齢を上げる主要な要因として、**血液そのものの質**も見逃すことができません。血液中に動脈硬化の発症やその進行に関与するものが大量に含まれていれば、血管の老化を招くのは不可避といえるでしょう。

下水道が整っていないところの川を思い浮かべてください。ゴミをはじめ、家庭から出

される生活排水や工場排水などの汚染水が川に流入すれば川の水は汚れます。川岸がゴミにまみれ、川底に大量の汚泥《おでい》がたまるようになります。

台風の襲来で川の水が増水すれば一気に氾濫《はんらん》し、その一帯は大きな被害をこうむります。血液の質の悪化は川の水が汚れることと同じです。堤防の決壊から川の氾濫へ至る素地《そじ》をつくっているようなものなのです。

血管の質を悪化させ、血管にダメージを与える代表的なものは脂質（コレステロールや中性脂肪等）と糖質（ブドウ糖）です。**血液中にコレステロールなどが溢れかえる脂質異常症と、血液中のブドウ糖濃度が高いまま推移する糖尿病は、動脈硬化の進行を後押しする重大な生活習慣病にほかなりません。**

血液は、赤血球や白血球などの細胞成分と血漿《けっしょう》という液体成分に大きく分けられ、前者は血液の約四〇％、後者は約六〇％を占めています。後者の血漿はその約九割が水分で、これにコレステロールなどやブドウ糖が溶けこみ、血流にのって血管の中をめぐっています。

脂質異常症の三つのタイプ

血液中のコレステロールや中性脂肪などの脂質は、水になじむリポタンパクという形で存在し、リポタンパクによって脂質異常症は三つのタイプに分けられます。

一つは**高ＬＤＬコレステロール血症**です。リポタンパクのうちの低比重リポタンパク（ＬＤＬコレステロール）の値が一四〇mg／dl以上で、いわゆる**悪玉コレステロールが増えているタイプ**です。ＬＤＬコレステロールを悪玉コレステロールと呼ぶのは、血管壁を直接傷つけ、そこから血管壁の中に侵入し動脈硬化を進行させるからです。

もう一つは**低ＨＤＬコレステロール血症**です。善玉コレステロールと呼ばれる高比重リポタンパク（ＨＤＬコレステロール）の値が四〇mg／dl未満で、**善玉コレステロールが少ないタイプ**です。

善玉コレステロールは血管壁などの余分なコレステロールを回収することからそう呼ばれています。善玉コレステロールの減少は悪玉コレステロールの増加とそれによる動脈硬化の進行を促してしまうのです。

あと一つは**高トリグリセリド血症**です。血液中の中性脂肪の値が一五〇mg／dl以上で、

カイロミクロンなど中性脂肪（トリグリセリド）に富むリポタンパクが増えているタイプです。中性脂肪の増加が善玉コレステロールの減少から悪玉コレステロールの増加をもたらし、動脈硬化の進行をバックアップしてしまうのです。

ところで、人体にとって必要なコレステロールの約七割が肝臓で合成され、食事から摂取されるのは約三割にすぎません。ことさらコレステロールの豊富な卵やレバーなどの食品を避けることよりも、栄養バランスのよい腹八分目の食事を守ることが大切です。

脂質異常症の克服には、食生活の改善とウォーキングなどの適度な運動が第一に求められます。それでもLDLコレステロールなどの値が改善しないときは、医師から適切な薬を処方してもらうことが不可欠となります。

高血糖や糖尿病が大血管障害を招く

血液中のブドウ糖を血糖、その血液中のブドウ糖含有量＝ブドウ糖濃度を血糖値といいます。血糖値が高い状態を高血糖と呼び、血糖値（空腹時）が一二六㎎／dl以上などのとき糖尿病と診断されます。

高血糖や糖尿病が怖いのは、気がつかないうちに血管の障害を招き、さまざまな病気＝

合併症を引き起こすからです。過剰な血糖は血管をとことん攻撃し、ボロボロにさせる機関銃のようなものなのです。

事実、細い血管では目の網膜《もうまく》や腎臓の糸球体《しきゅうたい》、神経の周囲などの毛細血管を侵《おか》し、①糖尿病網膜症や②糖尿病性腎症《じんしょう》、③糖尿病神経障害など糖尿病の三大合併症と呼ばれる**細小血管障害**を発症させてしまうケースが増えています。糖尿病網膜症から失明したり、糖尿病性腎症から尿毒症《にょうどくしょう》などに陥《おちい》り人工透析《じんこうとうせき》を受けざるを得なくなったり、糖尿病神経障害から足の壊疽《えそ》を起こして切断に至るケースが後を絶ちません。

太い血管では心臓の冠状動脈や大動脈、脳の動脈などを侵し、動脈硬化の進行から狭心症や心筋梗塞、脳梗塞、脳出血などの大血管障害に襲われる素地をつくってしまいます。心筋梗塞や脳梗塞などの発症で生死の境をさまよった末、ようやく一命をとりとめたという方も少なくないのです。

最近、健康診断などで「見落とされることが多いのでは……」と注意を喚起《かんき》されているのが食後高血糖です。

通常、食事を摂った直後は、血糖値が一〇〇mg／dl前後から一四〇mg／dl以上へと上がります。腸から吸収された糖質が、ブドウ糖として血液中に移行するからです。ただし、健康な人の場合、膵臓《すいぞう》から分泌されるインスリン（ホルモンの一種）の働きにより、肝臓や筋肉などの組織が血糖をすみやかにとりこみ、その値は食後二時間もすれば一四〇mg／dl未満へと下がります。

でも、血糖値がすみやかに下がらない方もいます。インスリンの分泌量が少なかったり、インスリンの分泌されるタイミングや速度が遅かったり、あるいはインスリンの効きが悪かったりするのが原因です。そのため、**食後二時間経っても健康な人のように血糖値が下がらず、そのまま高血糖が続く状態を食後高血糖といいます。**

食後高血糖は血糖値を正常に戻す働きが非常に弱いこと、すなわち耐糖能異常の状態にあることを意味します。耐糖能異常を放置していると糖尿病へ進行させてしまうのはもちろん、すでに糖尿病を発病させている可能性も大きいのです。いずれにせよ、**動脈硬化の進行から心筋梗塞などの大血管障害を招くリスクも高くなる**ことから、食後高血糖を見逃してはならないのです。

厄介なのは、食後高血糖の有無を調べるブドウ糖負荷試験が少し面倒なことです。朝食を抜き、午前中に七五gのブドウ糖を溶かした炭酸水を飲み、その直前と二時間後に採血を受け、血糖値を調べなければいけません。

ブドウ糖負荷試験は、健診などの検査項目に含まれていないことも多いのが現実です。糖尿病予備群や糖尿病なのに、「血糖値（空腹時血糖値）やヘモグロビンA1c《エーワンシー》の値が正常範囲だから」ということで、食後高血糖が見落とされているケースも少なくないのです。

なによりも**食後高血糖をはじめ、高血糖や糖尿病も、動脈硬化の進行から血管年齢を上げる大敵です。**検査で異常が発見されたら、きちんと医師に受診し、治療を受けることが求められます。

内臓脂肪型肥満＋生活習慣病がメタボリックシンドローム

食べ物に不自由をしない飽食の時代を迎えて久しいことから、肥満に悩む国民が増えてきたのは周知の事実です。肥満は①**皮下に脂肪がつく皮下脂肪型肥満**と、②**お腹の中に脂肪を蓄積する内臓脂肪型肥満**の二つのタイプに分けられます。**動脈硬化や血管年齢に深くかかわっているのは、後者の内臓脂肪型肥満です。**

実は、高血圧や脂質異常症、糖尿病などの生活習慣病が動脈硬化を引き起こしやすいことは、かなり以前から突き止められていました。しかし、実際に動脈硬化の進行から心筋梗塞などを発症させた患者さんが、どのような生活習慣病にかかっていたのか、どの程度の病状だったのか、というところまで明らかにされてきませんでした。

あらためて詳しくそれらを調べてみたところ、意外な事実がわかったのです。つまり、

図表14　メタボリックシンドロームの診断基準

内臓脂肪の蓄積
ウエスト周囲径　男性≧85cm　女性≧90cm

＋

次の3項目のうち、いずれか2項目以上が当てはまる場合

高血糖	高血圧	脂質異常
空腹時血糖 ≧110mg/dl	収縮期（最大）血圧 ≧130mmHg かつ／または 拡張期（最小）血圧 ≧85mmHg	中性脂肪≧150mg/dl （高トリグリセリド血症） かつ／または HDLコレステロール ＜40mg/dl （低HDLコレステロール血症）

高血圧や脂質異常症、糖尿病などにかかっている人が多かったものの、その病状はほとんど軽いものであったことが判明したのです。

軽い病状とは、「血圧が少し高い」「コレステロールなど脂質がやや異常」「血糖値も少し高い」といったものです。

では、なぜ一つひとつの生活習慣病の病状が軽いのに、心筋梗塞を発症させてしまったのでしょうか。個々の生活習慣病のリスクは小さいものの、その根底に内臓脂肪型肥満が存在していること、この**内臓脂肪型肥満を媒介に、それぞれの病気が合わせ技のように競いあい、より強力に動脈硬化を促進させて、心筋梗塞の発症に追いこんでいたのです。**

過食に陥ると、摂りすぎた糖質が中性脂肪に変換され、お腹の内臓脂肪として蓄積されます。内臓脂肪のたまりすぎから内臓脂肪型肥満になると、その脂肪細胞から分泌される多種多様な生理活性物質によって動脈硬化などがもたらされてしまうのです。

メタボリックシンドローム、いわゆるメタボとは、こうした内臓脂肪型肥満を根底に高血圧や脂質異常症、糖尿病などの生活習慣病が進行し、動脈硬化を一挙に進行させてしまう状態をいいます。

おへその高さで測るウエスト周りが男性は八五cm、女性は九〇cmを超えると内臓脂肪型肥満と診断されます。そして内臓脂肪型肥満に加え、高血圧や脂質異常症、高血糖・糖尿病が複数重なればメタボと診断されます。

内臓脂肪型肥満とメタボこそ、動脈硬化を進行させ、血管年齢を上げる共通の原因です。食べすぎや運動不足など悪い生活習慣を改善し、その積み重ねによって内臓脂肪型肥満やメタボを解消していきましょう。

第四章　「血管の老化」による動脈・静脈の病気

血管に原因が存在する病気

心臓病に心臓血管外科、腎臓病に腎臓内科など、臓器の名前を頭につけた病名や診療科名が少なくありません。心臓病ならば心臓、腎臓病ならば腎臓というように、臓器がおかしくなったらその臓器の治療にあたるというイメージからつけられたのでしょう。

でも、**病気の原因は臓器そのものよりも、その臓器に関係する血管に存在するというケースが意外に多い**のです。狭心症《きょうしんしょう》や心筋梗塞《しんきんこうそく》、脳梗塞や脳出血などは、まさにその代表的な病気です。心臓や脳などの臓器そのものよりも、心臓の血管や脳の血管に病気の原因があるからです。

血管は全身にはりめぐらされており、血管に原因が存在する病気は身体のさまざまな部位で生じます。**なかでも重要なのが、患者さんの生活の質を大きく左右したり、命にかかわったりする病気の発症＝血管事故です。**

血管事故には先述した心臓の血管に起因する狭心症や心筋梗塞、脳の血管に原因が認められる脳梗塞や脳出血などが広く知られていますが、それだけではありません。大動脈に生じる大動脈瘤《りゅう》や大動脈解離《かいり》、腎臓に発症する腎硬化症やその進行の果てに生じる腎不

図表15　身体のさまざまな部位で起こる血管事故

・動脈硬化は身体のさまざまな部位で病気を引き起こす
（太い血管、細い血管それぞれに障害が起こる）

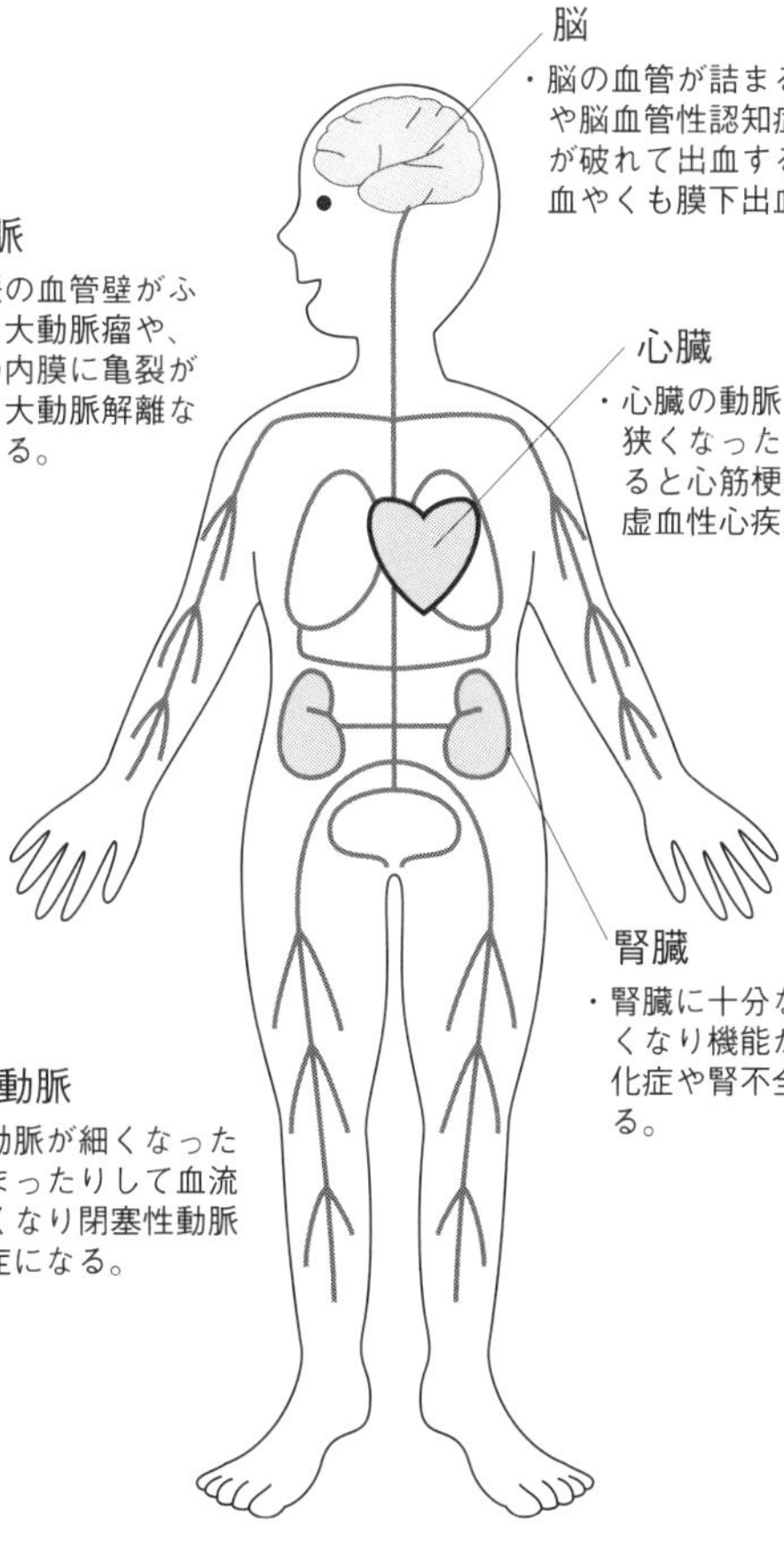
・脳の血管が詰まると脳梗塞や脳血管性認知症に、血管が破れて出血すると脳内出血やくも膜下出血になる。
大動脈
・大動脈の血管壁がふくらむ大動脈瘤や、血管の内膜に亀裂ができる大動脈解離などになる。
・心臓の動脈（冠状動脈）が狭くなったり詰まったりすると心筋梗塞や狭心症など虚血性心疾患になる。
・腎臓に十分な血液が送れなくなり機能が低下する腎硬化症や腎不全などを発症する。
末梢動脈
・足の動脈が細くなったり詰まったりして血流が悪くなり閉塞性動脈硬化症になる。

全、足の痛みやしびれなどから歩行困難に陥《おちい》ったりする末梢動脈疾患なども重大な血管事故といえるでしょう。

狭心症と心筋梗塞は、いずれも原因は動脈硬化にある

狭心症や心筋梗塞といえば、心臓の筋肉に酸素と栄養を補給する冠状《かんじょう》動脈の血流が妨《さまた》げられることから生じる虚血性心疾患です。**いずれも冠状動脈の血管壁が傷つき、その損傷箇所からプラークが発生・成長し動脈硬化を進行させます。**動脈の血管壁はしだいに硬く厚くなり、その内腔《ないくう》が狭まり血流に支障をもたらすなかで発病してしまうのです。

冠状動脈は心臓に直結する大動脈から最初に分岐する動脈です。大動脈の根本《ねもと》（大動脈起始部《きしぶ》）から分かれたそれは、心臓の壁（心筋）を這《は》うように延びていきます。そして、さらに枝分かれしながら最終的に毛細血管となり、酸素と栄養を心筋に与え心臓のポンプ作用を支えているのです。

冠状動脈の動脈硬化は、血管の内腔を狭め、血流の不足から酸素不足（心筋虚血）をもたらします。患者さんは「胸が痛い」「胸が圧迫される」「胸が締めつけられる」などの胸

痛発作を覚えます。狭心症とはこうした一過性の心筋虚血から起きる病気です。

狭心症それ自体はあくまで一時的なもので、とくに障害が残るというものではありません。ただし、胸痛発作のほかに「胃が痛い」「吐き気がする」「歯が痛い」「喉が圧迫される」「左肩が重い」などの症状を伴うことが多く、患者さんの生活の質（ＱＯＬ）を低下させてしまいます。

狭心症は、急ぎ足で歩いたり上り坂や階段をのぼったりなど、身体をちょっと無理しながら動かす労作時に起きるのが一般的です。これを労作性狭心症とか労作時狭心症といいます。

労作性狭心症のほかに安静時狭心症というのもあります。心臓の冠状動脈が激しい痙攣《けいれん》（攣縮、スパズム）を起こし、瞬間的にその内腔を狭めて一時的な心筋虚血を起こす狭心症です。異型狭心症や冠攣縮性《かんれんしゅくせい》狭心症といわれることもあります。

安静時狭心症は夜間から明け方にかけ、就寝中や朝の覚醒時など安静時に起こりやすいことからそう呼ばれています。欧米人と比べて日本人に多い狭心症で、患者数は欧米の三倍以上にのぼると報告されています。

一方、**心筋梗塞は心臓の冠状動脈が詰まり、その血流が完全に途絶えて、心筋の細胞に**

す。

壊死《えし》を招く病気です。心筋細胞への酸素補給がストップすることから壊死してしまうので

でも、冠状動脈の血流が完全に途絶えても、すぐに壊死するというわけではありません。血流が完全に途絶え、その状態が二〇分以上つづくと心筋細胞は壊死し、元の状態に戻らなくなるのです。その後、血流が回復しても細胞は生き返らないし、かろうじて生き残った細胞も障害を残してしまいます。

急性心筋梗塞に襲われると突然、胸が締めつけられるようなもの凄い痛みを覚え、それが三〇分以上つづきます。「死ぬのでは……」との恐怖や不安におののく人も、少なくありません。冷や汗や吐き気、呼吸困難、失神などを伴ったり、いきなりショック状態に陥ることもあります。

心筋梗塞は、冠状動脈の動脈硬化から生じたプラークの破裂がきっかけで起こります。なんらかの原因で血管壁の中でふくらんだプラークが破裂すると、その破裂箇所を修復しようと血液中の凝固因子＝血小板などがまたたく間に集まってきます。

血小板はただちに血の塊《かたまり》をつくって破裂箇所をふさごうとするのですが、この血の塊が血栓となって冠状動脈を詰まらせてしまうのです。プラークの破裂後、血栓が冠状動脈を詰まらせるまで一時間もかからないといわれます。

急性心筋梗塞を起こした患者さんの死亡率はきわめて高いのが大きな特徴です。**突然死の六割以上が心臓病で、なかでも多いのが急性心筋梗塞です。**一時間以内に血流の回復＝血管の再開通など適切な治療をすみやかに受けないと、死亡率は三〇％以上にのぼるからです。

狭心症と心筋梗塞は、プラークの質が全く異なる別の病気

狭心症と心筋梗塞は虚血性心疾患の二大疾患です。同じ虚血性心疾患ということから、循環器科や血管外科などの専門医を除き、医師も含めて狭心症と心筋梗塞の関係について誤解している方が少なくありません。

それは、動脈硬化の進行から狭心症が発症し、狭心症がさらに進んで心筋梗塞を起こすのではないか、という誤解です。

冠状動脈の狭窄《きょうさく》の程度＝狭窄率と狭心症発作の相関関係を調べたデータがあります。それによると、冠状動脈の狭窄率が二〇％、三〇％、四〇％、五〇％、六〇％へと上がっていくにしたがい、狭心症発作を起こす人も増えていくのか、というとそうではないのです。狭心症の発作は、その程度の狭窄率で起こることはほとんどありません。七〇％、八

〇%へと上がっても同様で、狭窄率が九〇%以上に達してようやく、胸痛や胸の圧迫感などの狭心症発作が起こるのです。

心臓の冠状動脈は直径三〜四㎜の太さですが、もともと非常に余裕のある血管です。多少の狭窄があっても狭心症の発作を起こすことはないのです。逆にいうと、狭心症の発作を起こしたときは冠状動脈がきわめて狭窄しているのであり、すみやかに適切な治療を受けることが求められるのです。

一方、冠状動脈のプラークが破裂し心筋梗塞の発作に襲われるのは、冠状動脈がどれくらい狭くなった段階で起きるものなのでしょうか。

冠状動脈の狭窄率と心筋梗塞発症の確率の相関関係を調べたデータが明らかにされています。

驚くのは冠状動脈の狭窄率が〇%以上〜二五%未満にとどまる人の心筋梗塞発症率が、なんと約六〇%にのぼっていること。さらに狭窄率二五%以上〜五〇%未満の人の発症率が約一三%、五〇%以上〜七五%未満の人が約一二%、七五%以上〜九〇%未満の人が約一〇%と、むしろ狭窄率が大きくなればなるほど心筋梗塞の発症率が減少していることです。

決定的なのは、冠状動脈の狭窄率九〇%以上の人の心筋梗塞発症率が、わずか約五%にとどまることです。これは何を意味するのでしょうか。

狭心症から心筋梗塞へ進展するわけではないこと、狭心症と心筋梗塞は冠状動脈の動脈硬化が進行し、その血流を妨《さまた》げられて虚血を招く虚血性心疾患ですが、両者はまったく別の異なる病気なのです。

狭心症と心筋梗塞は、なによりも**冠状動脈の動脈硬化から生じるプラークの質が違う**のです。すなわち、**心筋梗塞のプラークは中心部の脂質コア（コレステロールなどの塊）が大きいのに、それを包む繊維性皮膜が薄い**のです。ちょっとしたことでも破裂しやすいことから、これを「**不安定プラーク**」といいます。

不安定プラークは心拍数の増加や血圧の上昇、血流量の増大などをきっかけに破裂し、血の塊（血栓）が冠状動脈を詰まらせ心筋梗塞を発症させてしまうのです。プラークが大きくならないうちに破裂するのが大半なので、それほど狭窄が進んでいない段階で心筋梗塞を起こしてしまうのでしょう。

対照的なのが狭心症のプラークです。こちらは**中心部の脂質コアが小さいこと、それを包む繊維性皮膜も厚い**ことから、ちょっとやそっとのことでは破裂しないので「**安定プラーク**」と呼んでいます。

安定プラークは時間をかけて段階的につくられ、厚い繊維性皮膜に守られています。破裂しないまま徐々に大きくなり、冠状動脈の狭窄率もしだいに高めていきます。そして狭窄率が九〇％以上に達したところで狭心症発作を起こすのです。

狭心症と心筋梗塞はどこがどう違うのか。きちんと理解しておくことは、患者さんやその家族にとってもその予防や発症時の適切な対処、治療などを考えるときに大いに役立つのではないでしょうか。

脳梗塞には三つのタイプがある

動脈硬化から生じる血管の病気でも、脳の血管事故から起きる脳梗塞や脳出血の様相はまた異なってきます。

いわゆる**脳卒中というのは、①脳梗塞に②脳出血、③くも膜下出血の三つの病気の総称**です。動脈硬化や血管年齢と関係するのは前者の脳梗塞と脳出血です。くも膜下出血は命にかかわる危険が大きく、突然死の約五％を占めるものの、両親から受け継いだ遺伝的な体質に負うところが大きいといわれています。

脳梗塞は脳の動脈が詰まり、そこから先の血流が途絶え、脳神経細胞の壊死を招く病気です。発症後、あまり時間を置かずに亡くなられるケースもありますが、九割前後の患者さんは救命されます。ただし、命を救えたとしても、半身不随などの後遺症を残すことが多く、その後の日常生活に苦労する患者さんが後を絶ちません。

脳梗塞は、①アテローム血栓性脳梗塞と②ラクナ梗塞、③心原性脳梗塞の三つのタイプに大きく分けられます。

アテローム血栓性脳梗塞は脳の太い動脈に動脈硬化が生じ、アテローム（プラーク、粥腫《じゅくしゅ》）の発生と増大から狭窄を招いたり、アテロームの破裂から閉塞を起こしたりして発症します。片側の顔面や手足の麻痺をはじめ、呂律《ろれつ》が回らない構音《こうおん》障害のほかに、失語《しつご》（「聞く」「話す」「読む」「書く」の言語機能障害）、失行《しっこう》（合目的な行動ができない障害）、失認《しつにん》（視覚、聴覚、触覚などから認知できない障害）などの高次脳機能障害が生じることもあります。

ラクナ梗塞は脳の深部を走る細い血管（細動脈）に動脈硬化が進行し、それを詰まらせてしまう脳梗塞です。プラークを伴わない細動脈硬化で、高血圧や糖尿病から生じた血の塊が血栓となって細動脈を閉塞させてしまいます。アテローム性脳梗塞と比べ麻痺や感覚障害などの症状は軽く、意識障害も少ないといわれます。

アテローム血栓性脳梗塞とラクナ梗塞の二つを「脳血栓症」と呼びます。

町村信孝氏は、脳血栓で死亡

今年（二〇一五年）の六月一日、前衆議院議長の町村信孝《まちむらのぶたか》氏が突然亡くなりましたが、急死の原因は脳血栓症であるといわれています。

もともと町村氏は三年前の二〇一二年九月、自民党総裁選に立候補した直後、脳血栓で倒れたことがあります。幸いなことに重い後遺症を残すこともなく、その後も自民党最大派閥の領袖《りょうしゅう》として活躍し、昨年（二〇一四年）十二月には衆院議長に就任しました。

しかし、今年の四月、再び脳血栓で倒れました。「軽い脳梗塞」と報道されたものの、議員会館で足を引きずりながら歩いている姿を目撃されたり、呂律も回らず何を話しているのかわからないということもあったりしました。

町村氏が衆院議長の辞任を表明した記者会見に臨《のぞ》んだのが四月二〇日。それからわずか一ヶ月ちょっとで亡くなったことで国民に大きな衝撃を与えました。

「医師の指導を受け、病院での入退院を繰り返していたのに、なぜ急死したのか」

こんな疑問の声も少なくありません。しかし、脳血栓（脳梗塞）とは、そもそもこうした恐ろしい血管病なのです。

一方、**心原性脳梗塞は心臓に生じた血の塊が血流にのって脳の太い動脈に至り、そこで血栓となって脳動脈を詰まらせてしまいます。**突然、起きるのが大きな特徴で、脳の広い範囲の神経細胞にその影響が及び、顔面や手足の麻痺などの症状もきわめて強くただちにあらわれます。田中角栄《たなかかくえい》や小渕恵三《おぶちけいぞう》元首相、読売ジャイアンツの長嶋茂雄《ながしましげお》元監督などを襲った脳梗塞として広く知られています。

日本人の脳梗塞のうち、もっとも多いのはラクナ梗塞で約四割を占め、アテローム血栓性脳梗塞が約三割、心原性脳梗塞が約二割とつづきます。近年はラクナ梗塞が減少し、アテローム血栓性脳梗塞が増加傾向を示しています。

血栓を溶かすｔ－ＰＡなどの血栓溶解薬の投与や、血液をかたまりにくくさせる抗凝固薬や抗血小板薬の投与などで治療します。

脳出血が起こるきっかけは高血圧

脳出血は、脳の動脈の一部が破れて出血し、脳の中に血液が溢《あふ》れ出てしまう病気です。間もなく出血は治まるものの、溢れ出た血液がかたまって血腫《けっしゅ》（腫瘤状《しゅりゅうじょう》となった血の塊）をつくり、周囲の脳を圧迫したり損傷させたりして、さまざまな症状や障害がもたらされます。

脳出血が起こるきっかけは、ほとんどが高血圧です。動脈硬化の進行により、脳の奥深いところを走る細い血管などが弾力性を失い、コブ状の小さなふくらみ（微小脳動脈瘤）をつくります。この微小脳動脈瘤を高血圧の高い圧力が直撃し、その圧力に耐えきれなくなって破裂し、脳出血を招くと考えられています。

脳出血が起こるところはだいたい決まっています。①大脳半球の脳深部中心付近の「視《し》床《しょう》」とその外側の「被殻《ひかく》」、表面に近いところの「皮質下《ひしつか》」と、②脳幹部の「橋《きょう》」や「小脳」「尾状核頭部《びじょうかくとうぶ》」です。

症状は出血した部位によって異なるものの、頭痛やめまいなどに襲われて気分が悪くなり、呂律が回らなくなって話せなくなったり、片側の手足に力が入らず思うように動かせなくなったりします。重症の場合、意識障害も出てきて、深い昏睡からいびきをかき、そのまま亡くなることもあります。かろうじて助かったとしても片麻痺《かたまひ》など重い障害を残すケースも少なくありません。

日本でかつて脳卒中といえば脳出血が大半を占めていました。しかし、食生活の欧米化などにより脳梗塞が脳出血を上回るようになりましたが、依然として注意しなければならないことに変わりはありません。

認知症の予防は血管年齢の若返りから

脳梗塞や脳出血に関連して忘れてならないのは**脳血管性認知症**です。**脳梗塞や脳出血から生じる認知症で、発作後や発作を繰り返した後に発症しやすいといわれます。**あるいは、はっきりとした発作を起こしていないのに、症状のみられない多数の小さな脳梗塞（無《む》症候性脳梗塞《しょうこうせいのうこうそく》）の出現から脳血管性認知症を発症させてしまうこともあります。

血管年齢に無頓着《むとんちゃく》で動脈硬化の進行を放置したままにしていると、脳梗塞や脳出血だけでなく、脳血管性認知症も発症させてしまうことになるのです。

現在、認知症の患者さんは全国で約四六二万人にのぼり、二〇二五年には六五歳以上の五人に一人が認知症を発病し、七〇〇〇万人を突破すると推計されています。もっとも多いのは、①アルツハイマー病（約五〇％）で、②脳血管性認知症（約二〇％）、③レビー小体型認知症（約二〇％）と続きます。

一方、アルツハイマー病は脳の神経細胞の脱落や変性などが原因で、血管の老化とあまり関係がないといわれてきました。しかし、欧米における最新の研究により、適度な運動などで動脈硬化の進行を予防し、弾力性に富んだ血管を維持している高齢者ほど、アルツハイマー病の発病者が少ないという事実が明らかにされています。

血管年齢を若返らせ、いつまでも若々しい血管のままでいれば、脳血管性認知症やアルツハイマー病の発症も抑えられる可能性が大きいのです。

無症状のまま病状が進行する大動脈瘤

血液を身体のすみずみまで送り届ける動脈の本幹《ほんかん》といえば、身体の真ん中を走る直径二～三㎝の大動脈です。心臓を出ると上方へ向かい、一転して下方へ進んでいくのですが、その間に次々と分枝《ぶんし》の血管を出していきます。大動脈瘤と大動脈解離は、この大動脈に生じる代表的な動脈硬化性疾患といえます。

大動脈瘤は、血管壁の一部がコブのように外側へふくらんだ状態です。動脈硬化によって血管壁が硬くもろくなり、血圧に抗《こう》しきれなくなってふくらんでしまうのです。

ふくらんだコブを放置しているとコブは徐々に大きくなり、それにつれてコブの壁＝血管壁がしだいに薄くなってきます。胸部の大動脈に生じた大動脈瘤を胸部大動脈瘤、腹部の大動脈にできたそれを腹部大動脈瘤といいます。胸部のコブで五㎝以上、腹部のコブで四㎝以上にふくらむと、破裂の危険性が大きくなります。

大動脈瘤は、一旦、破裂してしまうと救命するのがきわめて困難です。死亡率は五〇％

以上という報告もあります。俳優の藤田《ふじた》まことさんや作家の司馬遼太郎《しばりょうたろう》さん、天才的理論物理学者のアルベルト・アインシュタインなどが腹部大動脈瘤の破裂で亡くなっています。

厄介なのは大動脈瘤のほとんどが無症状なことです。健診時の腹部超音波検査などで偶然発見されることが多く、直径八～九㎝の巨大な大動脈瘤を見つけ、医師もびっくり仰天《ぎょうてん》するケースが少なくないのです。すみやかにコブのできたところを人工血管に置き換える手術や、ステントグラフト（バネ状の金属を縫《ぬ》いつけた人工血管）で内側から血管を補強するステントグラフト挿入術を受けることが求められます。

大動脈解離は、大動脈の血管壁を形成する三層（内側から内膜、中膜、外膜の三層）のうち、内膜から中膜に亀裂が生まれ、その裂け目から血液が一気に流入し、外膜から中膜を引き離し解離させてしまう病気です。解離箇所が広がるにしたがって、痛みなど症状を覚えるところも移っていくことがあります。

もともと高血圧や動脈硬化などが進行している人に多く、突発的な激しい胸痛や背部痛などに襲われたりします。ときにはショック状態に陥るケースもみられます。

人工血管置換術《ちかんじゅつ》などの手術やステントグラフト挿入術、あるいは血圧を下げる薬物治療などを行います。

急性の大動脈解離はきわめて危険です。発症後、四八時間以内に五〇％の患者さんが死亡し、二週間以内の死亡率は八〇％に達するとの報告も明らかにされています。

しばしば五〇歳以上の高齢者に発症しますが、近年は三〇歳代や四〇歳代の若い世代が発症することも増えてきています。とりわけ高血圧の患者さんは大動脈解離を起こしやすいので、日頃から注意しておかねばなりません。

腎不全から人工透析を受ける羽目になることも

高血圧や動脈硬化が原因となり、血管年齢に深く関連する病気として、腎硬化症もおろそかにできません。

腎硬化症は高血圧の持続により、腎臓の細い血管（細小動脈）の動脈硬化が進行し、血流の低下から腎臓の機能低下を招く病気です。硬くなるのは腎臓の細小動脈ということなのですが、病気の進行によって腎臓自体も萎縮《いしゅく》し硬くなることから、「腎硬化症」と名づけられています。

そもそも腎臓は血液の流れる量がもっとも多い臓器です。一分間に全血液量の約二割

（一〜一・二ℓ）、牛乳パック（一〇〇〇cc）一本分以上の血液が腎臓に流入します。それだけの大量の血液を濾過《ろか》して尿をつくりそれを排泄《はいせつ》したり、老廃物や有害物質をこし取りきれいな血液に戻したりするなど、さまざまな重要な働きを担《にな》っているのが腎臓なのです。しかし、**腎臓の細小動脈硬化から腎硬化症を発症させてしまうと、腎臓内の血流が大きく損なわれ、その働きも低下せざるを得ないのです。**

影響はそれだけにとどまりません。血流量の減少をきっかけに腎臓の傍《ぼう》糸《し》球《きゅう》体《たい》装置という尿量調節機構からレニンというホルモンが分泌されます。レニンはアンジオテンシンⅡというホルモンを増加させ、それがまたアルドステロンというホルモンの分泌を促《うなが》します。

アンジオテンシンⅡは末梢《まっしょう》血管を収縮させる作用があり、アルドステロンは体内の水分量を増やす作用があります。その結果、血圧がさらに上がり、よりいっそう腎臓の細小動脈硬化を促し、腎硬化症の悪化を招くという悪循環に陥ってしまうのです。

腎硬化症の悪化から腎不全となり、新たに人工透析を受ける羽目となる患者さんは年間約四万人にのぼります。①糖尿病性腎症（約一二万人）や②慢性糸球体腎炎（約一〇万人）に次いで多く、年を追うごとに増えているのです。

腎硬化症は、徹底的な血圧のコントロールが求められます。塩分の制限や体重の適正化、腹八分目の食事などが不可欠とされます。

末梢動脈疾患（PAD）の兆候は足の痛みやしびれ

全身の血管の中でも手足に血液を送り届ける動脈を末梢動脈と呼びます。末梢動脈に動脈硬化が進行し、血流の不足から、歩行時にしびれや痛みなどを覚えて歩行が困難になったり、足の潰瘍《かいよう》や壊疽《えそ》などを招いたりするのが末梢動脈疾患です。

日本では閉塞性動脈硬化症や下肢慢性動脈閉塞症と呼ばれてきましたが、いまは国際的な**末梢動脈疾患（PAD）**の病名で統一されています。血管年齢と深く関係し、末梢動脈疾患も日頃から注意しなければならない血管病です。

末梢動脈疾患は動脈硬化の進行から、足などの動脈の内腔が狭くなったり詰まったりすることから発症します。足先のほうへ血液が送れなくなり、酸素不足や栄養不足に陥ってさまざまな症状を出現させてしまうのです。

代表的な初期症状は間歇性跛行《かんけつせいはこう》です。しばらく歩くと、足に痛みやしびれを覚えて歩けなくなりますが、少し休むと楽になり再び歩けるようになる症状です。とくにふくらはぎが疲れ、こむら返りなどの症状が起こることもあります。末梢動脈疾患の患者さんの約三割に生じるといわれています。

ひどくなると安静時でも足が痛むようになります。さらに進行すると足に潰瘍ができたり、壊疽《えそ》を起こして足が真っ黒になったりする重症下肢虚血《かしきょけつ》に陥り、足を切断する人も少なくありません。重症下肢虚血の五年生存率は約五〇％ですから、早期がんより生存率が悪い重篤《じゅうとく》な病気といえます。

末梢動脈疾患が厄介なのは、狭心症や心筋梗塞、脳梗塞なども同時に患《わずら》っている患者さんがきわめて多いことです。事実、末梢動脈疾患の患者さんのうち、狭心症や心筋梗塞も患っている患者さんは約五〇％、脳梗塞なども患っている患者さんは約二〇％にのぼります。

末梢動脈疾患の患者さんの約二〇％は五年以内に心筋梗塞や脳梗塞などを起こし、そのうち約一五％が亡くなるといわれます。「足の病気にすぎない」と高を括《くく》っていてはいけません。

末梢動脈疾患が発症しているのか否かは、血管年齢を測定する足関節《そくかんせつ》／上腕《じょうわん》血圧比検査（ABI《エービーアイ》検査）で簡単に判明します。ABI値が〇・九以下だったときは、すみやかに病院やクリニックの医師を受診し、適切な治療を受ける必要があります。

治療は高血圧や脂質異常症、高血糖、高尿酸血症などの改善に努めることが必須です。

禁煙も絶対不可欠です。それでも症状が改善しないときは狭くなった動脈を広げるカテーテル治療や人工血管を用いたバイパス手術などを受けることが求められます。

第五章　血管年齢が一ヶ月で一〇歳若返る食事

青身の魚は良質なタンパク質、ＥＰＡが豊富

血管年齢を若返らせるのは誰でも可能です。暴飲暴食や不規則な生活、運動不足などが血管を老化させてしまいますが、逆にいうと、食事や運動など生活スタイルの改善により、血管を若返らせ活き活きとさせることもできるのです。

とりわけ**食生活の改善は基本中の基本です**。なによりも私たちの身体は食べ物からつくられ、血管も食べ物しだいで硬くなったり柔らかくしなやかになったりするからです。

では、食生活の改善として何を積極的に食べればよいのか、どのような栄養素を摂ればよいのか、「これなら誰でも可能」と断言できることから紹介してみましょう。

もっとも強くお勧めしたいのはサバやイワシ、マグロ、サンマなどの青身の魚です。身体をつくる良質なタンパク質が豊富で、血管を若返らせる良質な脂肪酸＝エイコサペンタエン酸（ＥＰＡ）が大量に含まれているからです。

私たちの身体の約六〇％は水分で、残りの固形分の約二〇％をタンパク質、約一五％を脂肪が占めています。人体の各パーツは約一〇万種類のタンパク質からできており、血管

図表16　EPA（エイコサペンタエン酸）を含む主な魚

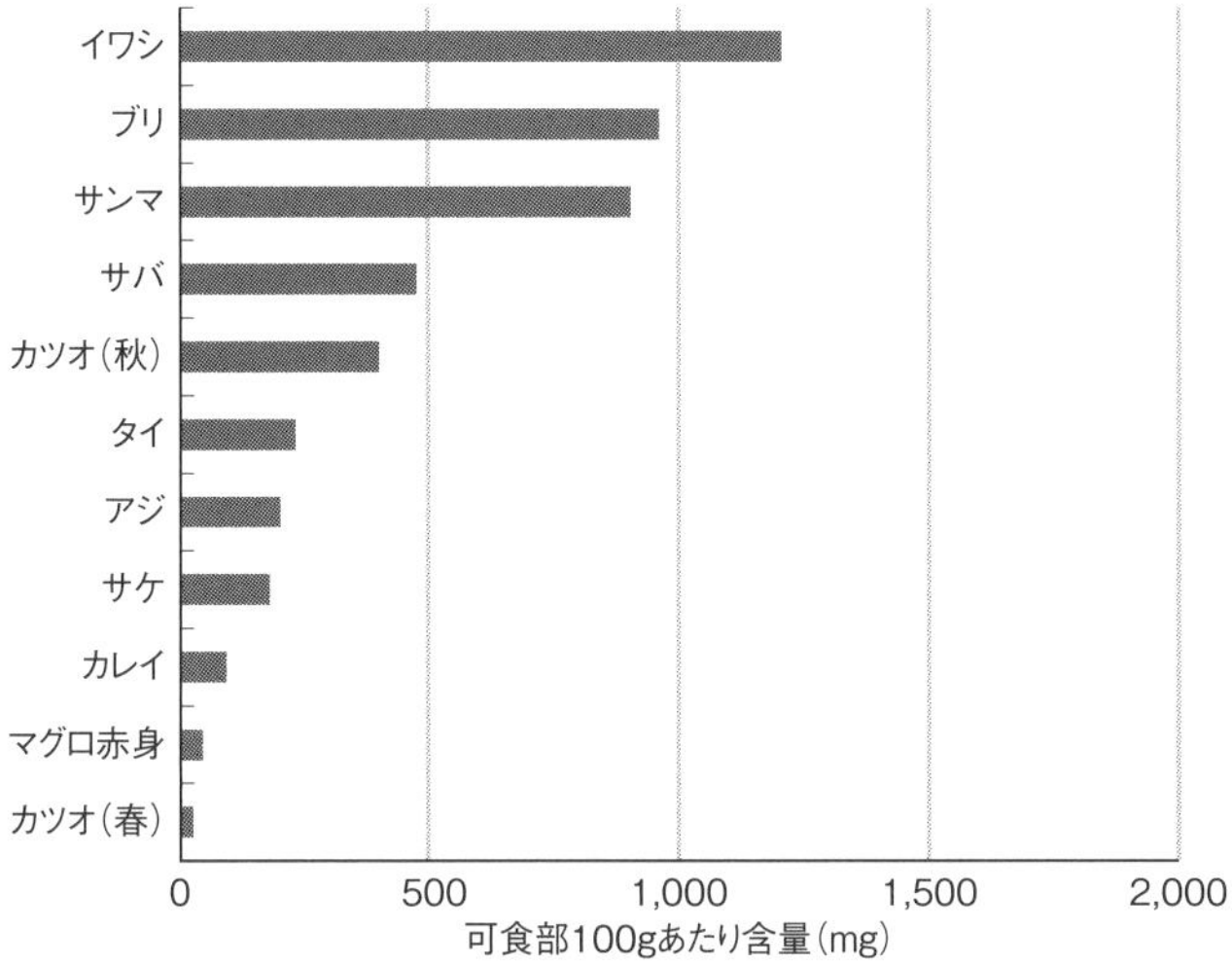

出典：日本水産株式会社 生活機能科学研究所
科学技術・学術審議会資源調査分科会「日本食品標準成分表2010」より

も例外ではありません。

タンパク質は二〇種類のアミノ酸でつくられています。私たちが食べたものは体内で消化・吸収されますが、タンパク質はその過程で一旦、アミノ酸までバラバラに分解されます。その後、もう一度再合成され人体に必要なタンパク質をつくり、それが各組織のパーツを形成していくのです。

良質のタンパク質とは人体にとって必要不可欠なアミノ酸をより多く含むタンパク質のことです。**青身の魚は良質のタンパク質がきわめて豊富な代表的な食品の一つで、血管の若返りにうってつけの食べ物といえ**

るでしょう。

一方、青身魚に多いＥＰＡの働きも見逃せません。必須脂肪酸のオメガスリー（ω３）の一つで、血液中の悪玉コレステロールや中性脂肪を減らす一方、善玉コレステロールを増やし、動脈硬化の進行を抑えて血管を若返らせます。ＥＰＡは、ほかに高血圧の改善作用も確認されており、心筋梗塞などの血管事故の防止にも貢献します。

ＥＰＡのすばらしい効果が明かされたのは一九七〇年代のことです。デンマーク領グリーンランドの先住民イヌイット（エスキモー）を対象とした健康調査で、「心臓病にかかる人がきわめて少ない」という衝撃的な事実が報告されました。なぜなのか……、その理由をさぐる研究が進められ、イヌイットの血液中にデンマーク本国の白人と比べ、およそ三〇倍以上の量のＥＰＡが含まれていることが突き止められたのです。

当時、イヌイットはアザラシなどの生肉を主食として食べていました。アザラシは魚を餌としているので、魚からアザラシへ移行・蓄積した豊富なＥＰＡがイヌイットの血液にもたらされ、心臓病の患者さんをわずかにとどめていたのです。

ＥＰＡがとくに豊富なのは青身の魚ですが、青身の魚でなくても魚であれば、他の食品と比べＥＰＡが多く含まれています。**週に二〜三回は魚を食べるようにしてください。**

大豆は血管を若返らせる神様からの贈り物！

日本の伝統食品である納豆や豆腐、油揚げ、厚揚げなどの大豆食品も、血管を若返らせる強力な食品としてお勧めです。

そもそも**「畑の肉」といわれる大豆は、肉に劣らない良質のタンパク質の宝庫です。**加えて、大豆のタンパク質は消化吸収率（腸などから体内に消化吸収される割合）が非常に高く、納豆で九一％、豆腐で九五％に達しますからびっくり仰天《ぎょうてん》です。

しかも肉と違って動脈硬化を進めるコレステロールがゼロ、まったく含まれていません。まさに大豆と大豆食品は血管を若返らせるための神様からの贈り物です。アメリカでも大豆は「大地の黄金」と呼ばれてきました。

良質のタンパク質だけでなく、大豆や大豆食品には血管を若返らせる各種栄養素がこれでもか、というくらい多量に含まれていることも目を見張ります。**大豆イソフラボンや大豆レシチン、大豆サポニン**などがそれです。

大豆イソフラボンは植物に含まれる抗酸化物質ポリフェノールの一種です。消化される段階でタンパク質加水分解物（ペプチド）がつくられ、これが**余ったコレステロールなどを体外に排出し、血液中のコレステロールを適正に維持します。**

閉経前の女性は男性と比べ、心筋梗塞など血管事故を起こす人が少ないと報告されています。女性ホルモンが血管を守り、動脈硬化の進行を抑え、血管を若々しく保っているからです。

大豆イソフラボンは、この女性ホルモンのエストロゲンと化学構造が似ていることから、「植物エストロゲン」とも呼ばれています。女性ホルモンと同様の働きがあり、血液中の悪玉コレステロールや中性脂肪をしっかり取り除いてくれるのです。もちろん、男性にも有効です。

大豆レシチンや大豆サポニンも、血液中のコレステロールをきれいに掃除してくれる強い味方です。ほかにカリウムやカルシウム、マグネシウム、あるいはビタミンB_1、ビタミンEなど血管の若返りに有用な栄養素が、大豆や大豆食品に豊富に含まれています。

大豆食品の中でも一押しのものといえば納豆でしょう。大豆を納豆菌で発酵《はっこう》させてつくるのが納豆で、その発酵過程で生成されるタンパク質分解酵素の一種がナットウキナーゼです。

納豆のネバネバに含まれるナットウキナーゼの凄い力は衆目《しゅうもく》の一致するところです。血の塊《かたまり》＝血栓を分解する強力な働きはもとより、血液をかたまりにくくさせる作用なども次々と明らかにされ大きな注目を浴びてきました。

血栓が動脈を詰まらせる病気といえば心筋梗塞や脳梗塞です。いずれも朝方からお昼にかけて発症するケースが多いのですが、**朝食に納豆を食べるのは、理《り》にかなったことといえるでしょう。**

数多くの「ファイトケミカル」が含まれる野菜

血管を若返らせるのに絶対欠かせないのが野菜です。野菜を軸にした食生活こそ、血管の老化を防ぎ、その若返りをはかる原動力といえます。

「ファイトケミカル」というのをご存じでしょうか。ギリシア語で「ファイト」は植物、「ケミカル」は化学物質のこと、すなわち**ファイトケミカルとは、植物がつくる化学物質の総称です。**先の大豆イソフラボンや大豆レシチン、大豆サポニンをはじめ、ポリフェノールやカテキン、βカロテン、リコピンなどのことです。

これまで人体に有用な一五〇〇種類以上ものファイトケミカルが見つかっています。野菜の血管若返り効果を語るのに、このファイトケミカルの存在とその有用性は欠かせません。

ファイトケミカルの重要性に気付いたきっかけはフレンチ・パラドックス（フランス人の逆説）です。

欧米では動物性脂肪の摂取量が増えれば増えるほど、心臓病による死亡者も増加すると信じられてきました。事実、アメリカやイギリス、ドイツなどは軒並みその通りで、心臓病から亡くなる国民が多いのです。しかし、フランスのみは異なり、心臓病による死亡者が極端に少なかったことからフレンチ・パラドックスと呼ばれていたのです。

なぜそうなったのでしょうか。フランス人が日常的に飲む赤ワインに、その秘密が隠されていました。**赤ワインの原料＝ブドウに含まれるポリフェノールというファイトケミカルが、悪玉コレステロールの酸化を防ぎ、動脈硬化の進行を妨《さまた》げ、心臓病の発症とそれによる死亡者数の大幅な減少をもたらしていた**のです。

野菜には数多くのファイトケミカルが含まれ、それぞれ優れた効果＝作用を有しています。**なかでももっとも重要なのが抗酸化作用です。**

最近は「老化することとは酸化すること」といわれます。酸化の主要な元凶は活性酸素です。活性酸素による血管内皮や内皮細胞の酸化をきっかけに血管の動脈硬化ははじまりますが、こうした酸化に抗《あらが》い組織を守る働きが抗酸化作用です。

私たちは食事から摂取した栄養素を体内で燃やしエネルギーをつくります。その際、呼吸で肺から体内にとりいれた酸素を用いるのですが、このうちの約二%が酸化作用の強い活性酸素に変わるといわれています。

活性酸素は本来、体内に侵入したウイルスや細菌などをその強い殺傷力で殺すという役割を持っています。しかし、不必要に増えてしまうとその周囲のものを酸化しまくり、病気の発症や老化の引き金を引きます。**活性酸素によって血管内皮や内皮細胞が酸化され損傷を受ける**のも、その代表的事例の一つです。

抗酸化作用を発揮するタマネギ、トマト、ニンニク

抗酸化作用を発揮する代表的なファイトケミカルの一つが、**タマネギに豊富なイソアリシン**です。タマネギの酵素によってイソアリシンというファイトケミカルに変化し、先の赤ワインに含まれるポリフェノールと同様、強力な抗酸化作用を発揮して血管を守り、しっかりと動脈硬化の発症と進行を防止します。

イソアリシンはタマネギの辛み成分で、催涙《さいるい》作用もあります。タマネギを切ると涙が出るのは、イソアリシンの催涙成分が放出されるからです。

トマトが赤いのは、リコピンというファイトケミカルが赤いからです。リコピンは悪玉

コレステロールの酸化を防ぎ、動脈硬化の進行を妨げます。その抗酸化力もきわめて強力で、ビタミンEの約一〇〇倍に達するともいわれています。

加えて、最近は脂肪細胞が分泌する善玉の生理活性物質＝アディポネクチンの血中濃度を高めることも明らかにされています。リコピンによって増やされたアディポネクチンは、血管壁の修復作用などを促し、血管の若返りをはかるのです。

古今東西、**ニンニクの強壮作用**は広く知られてきましたが、**その秘密は、アリイン**というファイトケミカルにありました。**アリインがアリシンというファイトケミカルに変わり、これが交感神経を刺激し全身に活力をみなぎらせる**のです。

アリシンは体内の活性酸素を直接除去することで、きわめて強い抗酸化作用を発揮します。血液中の悪玉コレステロールを減らすと同時に、血液がかたまるのを防ぎ、心筋梗塞や脳梗塞の発症を抑えます。

ニンジンに豊富な**βカロテン**や**αカロテン**も、強力な抗酸化作用が認められています。悪玉コレステロールの酸化を抑え、動脈硬化の進行を妨げることが確認されています。

キャベツに大量に含まれるグルコシノレートは、**イソチオシアネート**というファイトケミカルに変化し、血液がかたまるのを防ぐ優れた**血液凝固抑制作用を発揮**します。心筋梗塞や脳梗塞の発作を抑え、血管事故を防止します。

野菜の色素や香りなどの成分はファイトケミカルに負っています。スーパーなどで購入するときは、**なるべく色が鮮やかで香りが強いものを選んで買うとよい**でしょう。

食物繊維、ミネラルの血管若返り効果

野菜の血管若返り効果は、ファイトケミカルの働きのほかに数多くのことが認められています。

一つは野菜に含まれる食物繊維の効果です。水に溶けやすい水溶性食物繊維と水に溶けにくい不溶性食物繊維の二つに分けられ、その働きは異なるものの、いずれも血管の若返りに寄与します。

水溶性食物繊維は腸管における栄養の吸収を緩やかにする作用があります。塩分やコレステロール、糖質などの吸収を抑え、高血圧や動脈硬化などの進行を防ぎます。食後高血糖も効果的に抑え、高血糖や糖尿病の進行を妨げます。

不溶性食物繊維は早食いによる過食を防いだり、あるいは胃や腸の中でふくらみ、ゆっくり移動しながら有害物質や不要なものなどをからめとり、便と一緒に体外へ排出します。とりわけ余分な塩分を排出し、高血圧の改善や動脈硬化の進行を抑えるという効果は見逃

せません。
個々の野菜ごとに見ると多寡《たか》の違いはありますが、**水溶性食物繊維と不溶性食物繊維は数多くの野菜に含まれています。**

もう一つは、野菜に豊富なカリウムやカルシウム、マグネシウムなどのミネラル（無機質）の血管若返り効果です。それぞれのミネラルは独自の作用で血管の老化を防ぎ、その若返りに貢献します。

カリウムといえば、血圧を上げる元凶の塩分＝ナトリウムの排泄を促進します。加えて血管の拡張をはかる**酵素の働きも活性化させる**ので、血圧の上昇をしっかりと抑え動脈硬化の進行にブレーキをかけます。

もともとカリウムとナトリウムのそれぞれの働きはお互いに拮抗《きっこう》しています。食事からのナトリウム摂取量が増えると血圧を上げるので、カリウムはナトリウムを体内から追い出して血圧を下げます。でも、カリウムが不足するとナトリウムを十分に排出しきれません。血圧を下げられないまま高血圧がつづき、動脈硬化を進行させてしまいます。

動脈硬化の進行を防ぎ血管を若返らせるには、日頃からカリウムを野菜から積極的に摂っておく必要があります。

塩分の摂りすぎ、外食での揚げ物、肉料理に気を付けよう

一方、血管を若返らせるのに過剰な摂りすぎを抑えたい食べ物もあります。**動脈硬化を進行させ、血管年齢を老けさせてしまう食品**です。その筆頭が**塩分**です。

塩分は二種類のミネラル、ナトリウム（Na）とクロール（Cl）の化合物です。このうち血圧を上げ、動脈硬化を進行させる元凶とされているのがナトリウムです。

ナトリウムは人体の組織内外の体液を一定に保つ働きをはじめ、体内の水分量や神経、筋肉の働きなどを調整するのに必要不可欠なミネラルです。ただし、摂りすぎれば動脈の血管壁に沁《し》みこんだナトリウムによって、血管壁はむくんでその内腔《ないくう》を狭めてしまいます。加えて、交感神経を刺激することで血管壁を収縮させ、血圧を上げてしまうのです。

また、塩分の摂りすぎにより体内のナトリウム濃度が上昇します。喉が渇くので水分を摂ると血液量は増加します。それによって血圧がさらに上がり、血管壁をなめし革のように硬くしてしまいます。

日本人は世界でも塩分摂取量が飛び抜けて多い国民です。一日に男性は一一g、女性は一〇gもの塩分を摂っています。味噌や醤油、漬け物や梅干しなど日本の伝統食に塩分は

欠かせないものでした。

厚生労働省は今年（二〇一五年）の四月、日本人の塩分摂取量（一日）の目標値を五年ぶりに改定し、男性は九gから八g未満へ、女性は七・五gから七g未満へ引き下げました。ただし、目標値が三・八gのアメリカや三gのイギリスと比べると、あまりにも甘いユルユルな数値です。いまや減塩に向けて国民的な取り組みが切実に求められています。

減塩の秘訣は、調理の際、食材の本来の持ち味を活かすこと、酢をはじめとする各種の調味料や香辛料、香り野菜、ハーブなどをうまく活用すること、出汁《だし》のうま味を活用することなど、いくらでも工夫をすれば塩の使用を減らすことができます。

当初は薄味と感じるかもしれません。しかし、慣れるにしたがって素材のおいしさなどがわかり、塩分の少ない料理でもけっこう楽しく摂れるようになります。

レストランや食堂などで摂る外食も、血管を若返らせるためにできるだけ控えたいものの一つです。先の塩分が多いのはもちろん、揚げ物や肉料理など脂肪分の多い食事になり、偏った食生活に陥《おちい》ってしまいます。

働いていれば、昼食はほとんどが外食でしょう。**外食をしなければならないときは、可能な限り品数の多い定食を摂る**ようにしてください。それでも野菜不足に陥りかねないので、**生野菜や煮野菜などの副菜をもう一品注文する**とよいでしょう。

外食で避けたいのは、牛丼や天丼などの丼物やカレーライスです。塩分が三〜四g含まれていることや、丼飯なのでご飯も多く糖質の摂りすぎとなり、血液中のナトリウムやブドウ糖を一気に上げて、動脈硬化を進行させてしまいます。

ハンバーガーやフライドポテトなどファーストフードも同様です。焼き鳥や寿司、おでんなども醤油や塩が多量に用いられているので注意が必要です。

コンビニ弁当やおにぎり、サンドイッチなども要注意です。最近は栄養成分表などが添付されている食品が増えてきました。かならずそれをチェックして購入するとよいでしょう。

食事量の目安は「腹八分目」に

血管の若返りをはかるには、食事量や食べ方にも気をつけねばなりません。

とくに中高年男性の場合、食べすぎの方が多くみられます。いままでより少し食べる量を減らす、と決意し実行することが求められています。**「腹八分目」を目安に**食べるようにしてください。

なによりも**米やパン、うどんなど、主食の糖質＝炭水化物を減らすこと**です。いままで二膳のご飯を食べていた人は一膳半に、一膳食べていた人は○・八膳にというように、しっかりと減らす量を決めて実行してください。

主食の糖質を減らすと食事の全体量が減少し、おのずと塩分の摂取量も減ってきます。塩分の摂取量減少がさらに主食の摂取にセーブをかけ、減量の好循環を生み出します。

食べすぎは、肥満からメタボリックシンドロームをもたらします。脂質異常症や高血圧、糖尿病などを相乗的に進行させ、血管をボロボロにして血管を一気に老けさせてしまいます。

食べ方も重要です。**野菜から食べはじめ、なんでもよく噛んでゆっくり食べること**を習慣づけてください。

食事をすると食べたもので胃がふくらみ、それにより脳の満腹中枢が刺激されます。ある程度刺激されつづけると、「食欲が満たせた」と満腹中枢が判断し食事をきりあげます。ただし、胃のふくらみの刺激から満腹中枢がそう判断するまでの間に、タイムラグが存在します。しばしばこのタイムラグの間に食べすぎて、腹八分が守れないのです。

しかし、食物繊維が豊富な野菜から食べはじめると、胃の中ですみやかに大きくふくらみ、その刺激を満腹中枢に伝えます。加えて、なんでも一口で呑みこまず、何回もよく噛んでゆっくり食べていると、その間に満腹中枢から食事の中止指令が届き、食べすぎが抑えられるようになるのです。

第六章　血管年齢が一ヶ月で一〇歳若返る運動

血管の内皮細胞を若返らせる運動

血管を若返らせるもう一つの柱は、適度な運動です。食生活の改善で硬くなった血管を柔らかな血管へつくり替えながら、運動で血管を鍛えれば、若返りのスピードは驚くほど加速されます。

運動は、①呼吸で酸素を十分に体内にとりいれながら、脂肪などを燃やしてエネルギーとする有酸素運動と、②酸素とあまりかかわりなく、筋肉にためこんだグリコーゲン（糖質）などをエネルギーとする無酸素運動の二つに大きく分けられます。

血管の若返りに役立つのは前者の有酸素運動です。楽に呼吸しながら身体を動かしつづけるウォーキングやジョギング、スクワット、ストレッチング、エアロビクス、ヨガ、ダンス、太極拳、自転車、水泳などの運動です。余分な内臓脂肪を効率的に燃やしながら、全身の筋肉を使うことで血管を鍛え、その若返りがはかれるのです。

対照的なのが後者の無酸素運動です。呼吸をほとんど止めて、瞬間的に力を出しきる一〇〇mダッシュや重量挙げ、ハードな筋力トレーニングに代表されます。心臓と血管に大きな負担をかけるので、むしろ血管の老化を進行させてしまいます。

有酸素運動に励み身体を動かすと、大量の血液が筋肉にドッと流れこみます。エネルギーをつくりだすのに必要な酸素と栄養をより多く筋肉へ補給するためです。心臓も心拍数を上げ、より大量の血液を筋肉に送り出すようになります。

血流が増加すれば、血管の内壁を覆う内皮細胞は刺激され、内皮細胞からの一酸化窒素の分泌を促《うなが》します。それによって血管が拡張し、さらに血流が向上し、内皮細胞からの一酸化窒素の分泌を促進するという好循環を生み出します。

血管の内皮細胞といえば、身体のすみずみまで血液をスムーズにめぐらせるため、一酸化窒素だけではなく、多種多様な生理活性物質を分泌し、血管の働きを四六時中コントロールしている血管の司令塔です。**運動による血流の増加は、この内皮細胞と内皮機能を刺激し鍛え、血管の若返りがもたらされるのです。**

加えて、運動で筋肉を収縮させると、筋肉細胞からブラジキニンという生理活性物質が放出されます。この**ブラジキニンは血液中の一酸化窒素の活性を高めることから、血管の拡張をさらに強力にバックアップします。**そのことで血流が改善し、内皮細胞と内皮機能を鍛え、血管を若返らせるのです。

有酸素運動の血管若返り効果はこれだけではありません。動脈硬化を促進する脂質異常症や高血圧、糖尿病などの悪化をもたらす内臓脂肪を燃やし、メタボリックシンドロームの解消にもっとも効果的なのが有酸素運動なのです。

運動ならどんな運動であっても、脂肪を燃やし内臓脂肪の解消に役立つ、というのは大きな誤解です。内臓脂肪の燃焼効率は、有酸素運動のほうが高いのです。有酸素運動によって脂肪の分解を促すアドレナリン（副腎《ふくじん》から分泌されるホルモンの一種）の持続的分泌が促される一方、内臓脂肪それ自体がアドレナリンで分解＝燃えやすいという性質を持っているからです。

内臓脂肪は脂質異常症など生活習慣病を相乗的に進行させる土台です。有酸素運動はこの土台を突き崩すことで、生活習慣病の改善をはかり、動脈硬化の進行を抑えるのです。

なかでも、糖尿病の発症や進行に深くかかわる食後高血糖の予防効果は大きいといえます。先ほどの筋肉細胞から放出されるブラジキニンには、血液中のブドウ糖をすみやかに細胞の中へとりこむ働きがあるからです。これにより、食後高血糖がスムーズに解消されるからです。

一日一万歩のウォーキングで全身の代謝が向上

でも、有酸素運動がよいからといって、無理を押して行ったり、ほかの人を強く意識して競いあったりするようなことは禁物です。ジョギング健康ブームの生みの親であるジム・フィックス氏は、日課としていたジョギング中に急性心筋梗塞に襲われ五二歳で亡くなっています。「ちょっと体調がすぐれないなぁ」と思ったときは、無理をしないで、休んでしまうことも大切なのです。

有酸素運動の中で、もっとも強くお勧めできるのがウォーキングです。足の筋肉はもちろん、全身の筋肉をしっかりと使うことから身体のすみずみまで血液が行き渡り、全身の代謝を向上させます。しかも、誰もが手軽に個々の人の体力、体調などに応じて場所を選ばずにできるからです。

すでにウォーキングの血管若返り効果は、欧米からの数多くの研究報告で明らかにされています。なかでも注目されたのが米国ミズーリ大学医学部の研究チームからの報告です。

同報告では、**一日一万歩のウォーキングにより血管の内皮機能が改善し、動脈硬化を予防することが明らかにされています。**一方、ウォーキングを五日間休み、一日五〇〇〇歩しか歩かないでいると血管の内皮機能は低下し、動脈硬化を招きやすくなるという警鐘も鳴らしています。

現在、一日一万歩以上歩いている日本人は男性が約三割、女性は約二割と推定されています。一〇〇〇歩を歩くのにおおよそ一〇分を要しますから、一日一万歩を歩くには一時間四〇分かかります。

当初はエレベータに乗るのをやめて階段を昇り降りしたり、通勤・通学の際に一駅分を歩いたりするなど、できるだけ歩くことから始めるとよいでしょう。そして徐々に今日は一〇分（千歩）、明日は二〇分（二〇〇〇歩）、明後日は三〇分（三〇〇〇歩）と意識的に増やしていくのが実践的です。

大事なことは歩数計を持ち歩くことです。ウォーキングを始める前に、あらかじめ普段からどのくらい歩いているのかをチェックしておいてください。毎日の日常生活で五〇〇〇〜六〇〇〇歩を歩いている人ならば、四〇〜五〇分のウォーキングで、一日一万歩を達成することができます。

ウォーキングはまっすぐに立った姿勢から第一歩を踏み出します。顎をひき、頭から首、背中、腰などが一直線に地面から伸びた姿勢のまま歩くことが大切です。

足はかかとから着地し、つま先で蹴り出すように前方へ足を出します。歩幅は少し広めにとります。

息がきれない程度の、普段より少し速めのペースで歩いてください。肩の力を抜き、腕を軽く振って歩いたほうがスムーズな歩行となります。意識的に腕を振るように努めてください。

呼吸は息を吸うことよりも、むしろ息を吐くことに意識を集中させながら行うようにしてください。リズミカルに呼吸するようにしてください。

自宅と会社の行き帰りの途中駅で下車し、一駅分の距離を毎日歩くようにするとよいでしょう。

かつては三〇分以上つづけて歩かないと脂肪燃焼効果などは得られない、といわれていました。しかし、そうではなく、**いまや五分でも一〇分でも繰り返し歩けば、トータルとしての脂肪燃焼効果は変わらないことや、それだけ確実に血管若返り効果などが得られることも確かめられています。**

ウォーキングでふくらはぎや太ももなどの筋肉も鍛えられ、足の血液を心臓に向かって押しあげる足の筋ポンプ作用も強化されます。全身の血液循環がよりいっそう改善され、血管の若返りに役立ちます。

スクワットで太ももと体幹部の筋肉を鍛えよう！

自宅でできる有酸素運動ならスクワットがお勧めです。背筋を伸ばしたままゆっくりと

太ももの筋肉や体幹部の筋肉を鍛えるスクワット

①スクワットを行うときは、足を肩幅より少し広めに開き、指先を斜め外側に向けて立ちます。両手は前方に伸ばすとやりやすいと思います。

②次に息を吸いこみながら、背筋を伸ばしたまま、お尻を後方へ突き出すようにゆっくりと腰を落としていってください。ちょうど椅子に座るような感じで、太ももが床と並行になるまで腰を落とします。膝はつま先より前方に出ないように注意してください。

③息を吐きながら、背中が丸まらないように注意し、ゆっくりと身体を引き上げていきます。膝が伸びきらないところで止め、最初に戻って何回か繰り返します。

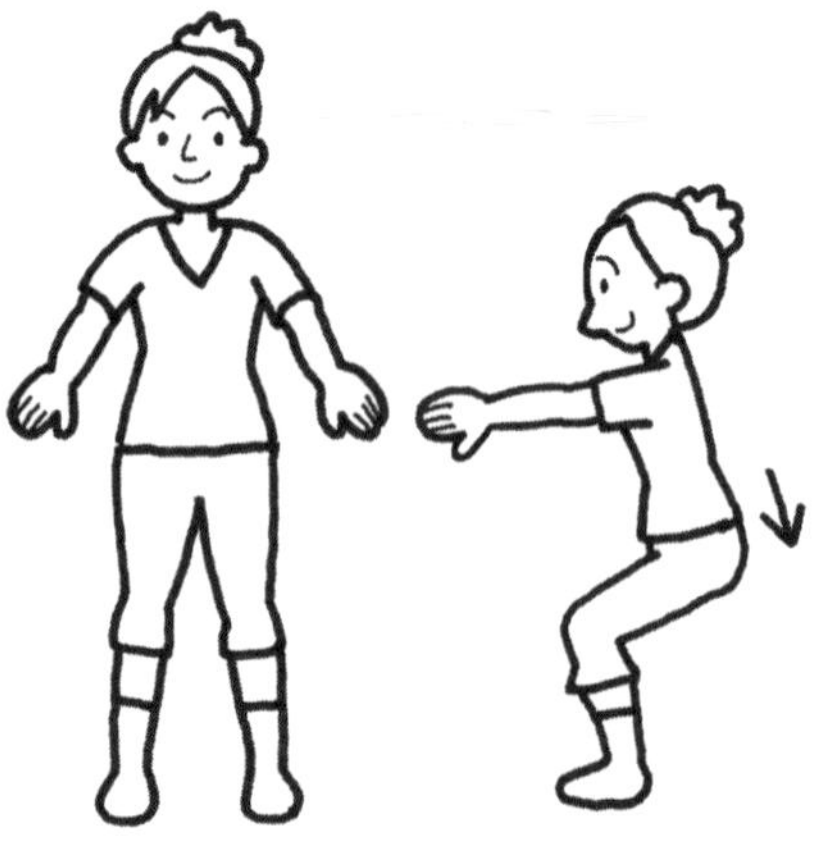

お尻を後方へ突き出し、椅子に座るように腰を下ろしていく、そうした動作を繰り返す運動です。

女優の森光子さんが九二歳で亡くなるまで現役として活躍できたのは、スクワットのおかげだといわれています。毎日、朝と夜、軽めのスクワットに励み、身体と血管を鍛えつづけたのです。人体でもっとも大きな太ももの筋肉（大腿四頭筋）や体幹部の筋肉が鍛えられるスクワットは、血流を改善し、血管を若返らせる効果も大きいのです。

手軽にできる効果的なストレッチ

体力にあまり自信がないのであれば、ストレッチングがお勧めです。目的の筋肉をゆっくり伸ばし、伸ばしたところで二〇秒前後その姿勢を保持したり、少し反動をつけ弾《はず》むような動作で筋肉を伸ばしたりします。

ストレッチングは関節の可動域を広げ、身体の柔軟性の維持・向上に役立つのはもちろんですが、血液循環の改善もはかれます。加えて、筋肉の萎縮防止だけでなく、筋肉を鍛えて筋肥大も得られます。

ストレッチングはさまざまなやり方があります。血管を若返らせるのに効果的なやり方を紹介します。

まず太ももの後ろからふくらはぎを伸ばして血行を改善するストレッチングです。足裏からふくらはぎ、太ももへの血流が改善し、血管の若返りに役立ちます。

太ももの後ろから ふくらはぎを伸ばすストレッチ

①両足を前後に広めに開きます。つま先は正面に向けておきます。
②胸を張り背筋を伸ばしたまま、前足の膝に両手をあて、前足を曲げながら身体を少しずつ前方に傾けていきます。
③前足の踵から膝までが床面から垂直になるまで身体を傾け、後ろ足のふくらはぎから膝、太もものうしろをまっすぐに伸ばします。そのまま約三〇秒間キープします。
④前後の足を替えて何回か繰り返します。足裏からふくらはぎ、太ももへの血流が改善し、血管の若返りに役立ちます。

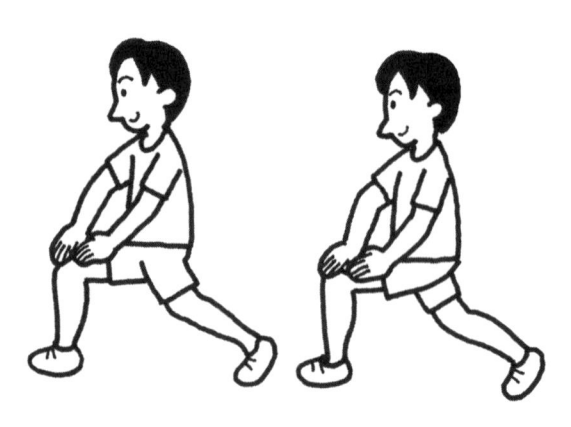

次は全身を伸ばし下半身を柔らかくして血行を改善するストレッチングです。

全身を伸ばし
下半身を柔らかくするストレッチ

①床に仰向けに寝て、頭から足先まで真っ直ぐに伸ばします。
②片足を立てるように膝を曲げ、両手で抱えます。
③両手で抱えた膝を胸のほうへ引き寄せます。そのまま約三〇秒間キープします。もう片方の足はまっすぐに伸ばしたままです。
④左右の足を替えて何回か繰り返します。

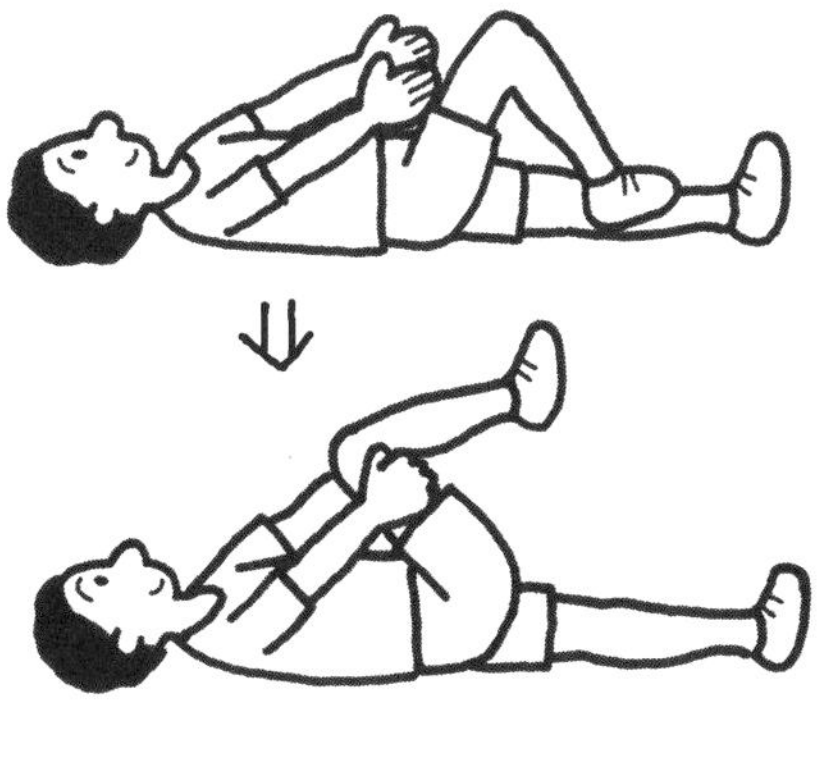

もう一つは太ももの外側を伸ばして血行を改善するストレッチングです。

太ももの外側を伸ばすストレッチ

①壁の横に全身をまっすぐにして立ちます。
②左手を壁にあてる一方、右足をお尻の後方に曲げるように上げます。
③右手で右足の甲をつかみ、上のほうへ引き上げます。そのまま約三〇秒間キープします。
④左右の足を替えて何回か繰り返します。

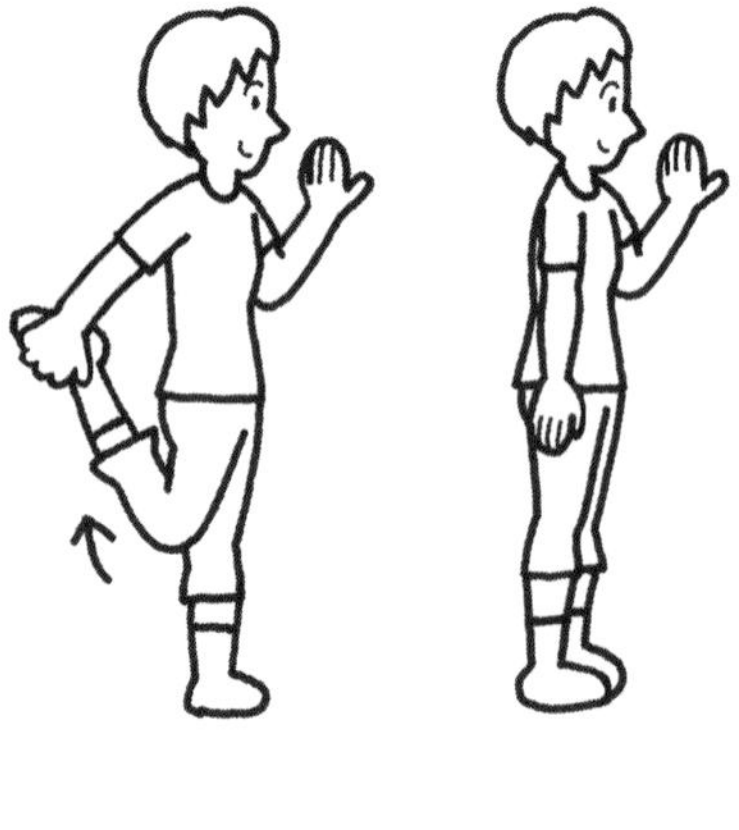

野球選手などのアスリートは試合の前にかならず十分なストレッチングを行います。私たちも毎朝ストレッチングで身体と血管などに刺激を与え、一日の活動を開始するようにしたいものです。

毎日のストレッチングで血管の老化を予防し、実年齢より一〇歳以上も若々しい血管年齢を維持している具体例を紹介しましょう。

驚くほど血管年齢が若いと判定されたのは、テレビ番組制作関係の仕事に携わる佐藤隆広さん（五九歳）です。

佐藤さんの検査結果は、CAVI検査（心臓／足首血管指数検査）では右のCAVI値が七・二、左のCAVI値が六・九でした。

CAVI値は大動脈など身体の中心部の血管（動脈）の硬さの指標です。八・〇未満が正常範囲とされていますから、佐藤さんの場合、左右の血管のいずれも正常範囲に入っています。加えて、健康な人の年代別CAVI平均値と比較してみますと、佐藤さんの右CAVI値七・二、左CAVI値六・九という値は四〇歳代後半の健康な男性のCAVI平均値に相当するものだったのです。

一方、ABI《エービーアイ》検査（足関節《そくかんせつ》／上腕《じょうわん》血圧比検査）では、佐藤さんの右のABI値は一・二九、左のABI値は一・四一でした。

ABI値は足など身体の末梢の血管（動脈）の硬さや詰まり具合の指標です。一・〇以上で一・四〇以下ならば正常範囲です。しかし、〇・九以下ならば「末梢動脈疾患の疑いあり」と判断されます。また、一・四一以上ならば末梢血管の動脈硬化から、「カルシウムの沈着による血管壁の石灰化を招いている可能性あり」と判断されます。

動脈硬化は末梢の血管からはじまり、大動脈など身体の中心部の血管に波及し進展します。佐藤さんは当年五九歳ですから老化による動脈硬化は避けられないことなので、足など末梢の血管に多少の動脈硬化の進展がみられるのは仕方のないことかと思います。

ただし、心筋梗塞や脳梗塞、大動脈瘤破裂など生死にかかわる血管事故を招くこともある身体の中心部の血管に病的な動脈硬化の進展がみられず、実年齢より一〇歳以上も若々しかったのは「すばらしい」の一語に尽きるでしょう。

なぜ、佐藤さんは若々しい血管年齢を維持してこられたのでしょうか。

佐藤さんは三〇代から四〇代前半まで、仕事の打ち合わせや接待などでお酒を飲む機会が多い日々を過ごしてきました。同僚や取引先などから「酒に強い」と言われ、飲み会にはかならず誘いの声がかかるほどだったのです。加えて、なんでも「おいしい」「おいしい」と食べる健啖家《けんたんか》でもあり、「病気などとは無縁の、バイタリティのある仕事のできる奴」というのが当時の佐藤さんに対する周囲からの評価でした。

でも、そんな佐藤さんに転機が訪れたのは、四年前の二〇一一年一一月、五五歳のときです。

「朝方でした。突然、高熱と背中の強い痛みなどに襲われたのです。フラフラとしながら地元の横浜労災病院の救命救急センターに駆けこんだところ、その場で『至急、入院！』と告げられたのです」

それまで何回か、突然の高熱と背中の痛みなどに悩まされていたのですが、このときばかりはひどい症状で我慢できなかったのです。

原因は、レジオネラ菌による肺炎と同菌による化膿性脊椎炎《せきついえん》でした。レジオネラ菌による肺炎の発症と、このレジオネラ菌がなんらかの経路で背骨の中の骨髄《こつずい》に侵入し化膿性のひどい炎症を起こしたのです。

ただちにコルセットによる患部の固定や抗生物質の点滴投与などの治療を受けるものの、二週間後に東京の慶應病院へ転院。結局、計三ヶ月の長期入院でようやく治すことができました。

「若い頃からの過労がたたり、免疫力の低下を招いていたのが原因だと思います。終電ギリギリで帰宅し、深夜の三時頃に寝て、朝の八時に起きて出勤するという生活を二〇年以上つづけていましたから……」

コレステロール値も高いまま推移していたといいますから、血管年齢も実年齢と比べてかなり老けていたのではないでしょうか。

佐藤さんが凄いのは、ただちにこれまでの生活スタイルを見直したことです。まず飲酒は可能な限りやめて、月一回程度にあらためたこと。認知症の予防や血管年齢の若返りなどに役立つとされるえごま油を使うなど、食生活全般の改善に着手したことです。

一方、運動面では若いときから自宅で行ってきたストレッチングを意識的に取り組むようになったことです。

実は、佐藤さんはもともと運動が得意で、中学生の頃は柔道に熱中。大学に入ってから松濤館《しょうとうかん》空手、社会人になってからも継続して空手で身体を鍛え、現在、柔道二段、空手初段の有段者です。

「三〇歳代の頃は仕事が忙しくてなかなか道場に通えなかったのですが……。いまは週に一回か二回、会社の近くにある道場で二時間前後、空手の稽古に汗を流しています」

たしかに空手や柔道などの格闘技は無酸素運動の側面が強いことから、あまり血管年齢の若返りに寄与しないと思われがちです。しかし、空手は身体の重心をスムーズに移動させながら突きや蹴りなどを繰り出す格闘技であり、身体の柔軟性が不可欠とされます。

たとえば鋭い上段回し蹴りを行うには、一八〇度開脚ができるほどの股関節の柔らかさが求められ、体勢を崩さずに膝や足首を高く上げなければなりません。そのため佐藤さんは道場における週一～二回の空手の稽古のほかに、自宅で身体の柔軟性を維持するためのストレッチング（有酸素運動）を毎日欠かさずに行ってきたのです。

「空手では足首を柔らかくしておくことが鉄則とされています」

腰や股関節、膝なども十分に柔らかくしておかねばなりません。いわば足首の柔らかさは身体の柔軟性の象徴であり、効果的な突きや蹴りなどを繰り出す土台ともいえるのです。

佐藤さんの血管年齢が実年齢より一〇歳以上も若々しい秘密は、自宅における毎日の意識的なストレッチングの効果によるものといえるでしょう。もちろん、空手や柔道で鍛え抜いてきたがっちりとした体格（身長一七七㎝、体重八四㎏）で、基礎代謝が大きいことも若々しい血管年齢を保ってきた要因ですが、なによりもストレッチングの効果が大きかったのは間違いのないところです。

佐藤さんは四年前のレジオネラ菌による肺炎と化膿性脊椎炎、そして昨年一一月の血管炎の発症など免疫系に弱点を抱えています。しかし、それらの病気を一病息災としてライフスタイルの改善に取り組むことで、血管年齢の若返りやその維持に成功しているのです。

ストレスの原因に気付くことが第一歩

血管事故の予防や血管年齢の若返りに役立つのは、食生活の改善や適度な運動だけではありません。ストレスをためこまないライフスタイルの確立や、そのための行動パターンの意識的変革も役立ちます。

私たちは仕事上の失敗やリストラ、夫婦喧嘩、天災、事故などなんらかのトラブルでストレスを抱えていると、脳はその刺激から交感神経を緊張させ、心と身体にさまざまな変化が生じます。胸がドキドキしたり、脈が速くなったり、血圧が突発的に上がったりするのはその最たるものです。**とりわけ重大なのは、ストレスによって血管がギュッと縮まり、血流不足から狭心症発作や急性心筋梗塞などの血管事故を招いたりすることです。**

「ストレスをうまく解消しましょう」

こんなアドバイスがよくいわれますが、ストレスの解消や回避、除去などは、それほど容易なことではありません。そもそも簡単に解消できるトラブルならば、ストレスにならないからです。

では、ストレスからの悪影響を減らせる方法はないのでしょうか。そんなことはありません。

まずなによりも、何がストレスになっているのか、ストレスの原因に気付くことが第一歩です。ストレスの原因をきちんと把握し、ストレスによって生活習慣の乱れや体調の変化、心の不調などが生じていないかどうかを、冷静に確かめることが大切です。

「夜、すぐに目が覚めてしまう」
「タバコや酒の量が増えた」
「楽しむことがなくなった」

こんなことに気付いたら、あらためてライフスタイルを点検してください。**生活習慣の乱れや心身の不調などをそのままにしているとストレスが助長され、悪循環に陥《おちい》って、ますます解決を困難にしてしまいます。**

できるだけ心身の状態をよい方向に向けて環境を整えていくことが求められます。まず身体を休め、睡眠を十分にとってください。規則正しい日常生活を心がけ、なにごとにも無理はしないことです。

趣味を持ち、一日に一回は楽しみを見つけ、心を遊ばせることも大切です。友人や隣人との付き合いを広げ、気楽に話し合える関係をつくっていってください。

たしかに遠方への転勤や過重な労働条件など、外的環境を簡単に変えられないときも少なくありません。そんなときは独りで悩むのではなく、友人や知人などに相談し、悩みを聞いてもらうことも必要です。

さらにいままでの自らの人生観やものごとの考え方などにメスを入れ、外的環境＝現実と折り合えるような修正を加えていくことで、解決に近づけるかもしれません。

総じてストレスを独りで抱えこまないライフスタイルを新たに創り出していくことが、交感神経の緊張を緩め、血管事故の予防や血管の若返りを可能とするのです。

「タイプA性格」はストレス過多になりやすい

米国の精神科医レイ・ローゼンマンとマイヤー・フリードマンによって狭心症や心筋梗塞などの血管事故を起こしやすい性格類型が突き止められ、**「タイプA性格」「タイプA行動パターン」**と名づけられたのは広く知られています。タイプAの「A」は「aggressive《アグレッシブ》」の略で、タイプA性格とはアグレッシブな性格、タイプA行動パターンとはアグレッシブな行動パターンということです。

タイプA性格、タイプA行動パターンとは、過度に競争心が強く、非常に負けず嫌いなことを特徴としています。機敏で決断力に富み、せっかちでいらつきやすく、一度に多くのことをやろうと考え、精力的でなにごとにも挑戦的にあたります。一般的に社会的責任感が強く、目的遂行力も大きいため、エリートサラリーマンや企業経営者などに多くみられます。

しかし、**タイプA性格の方は過酷な労働条件や職場環境、精神的ストレスなどをあまり**

図表17　タイプAチェックリスト

今日、社会成功をおさめるにはタイプA行動パターンが必要な条件かもしれません。しかし、過労やストレスから身をほろぼしては元も子もありません。自分の行動パターンやライフスタイルをふりかえり、表のチェックリストをもとに自己診断してみましょう。
6個以上「はい」に○がついた人は要注意です。こういう人は、日頃からストレスをため込まないように、ストレス解消を心がけましょう。運動やスポーツで汗を流す、友人と話をする、気分転換をはかるなどいろいろ試みてください。やけ酒、食べすぎ、タバコの吸いすぎはやめましょう。

タイプAチェックリスト
はい　／　いいえ

1. 毎日、忙しい生活を送っている。
2. 時間に追われている。
3. なにごとにも他人と競争してしまう。
4. ちょっとしたことでも怒りやすい。
5. 仕事や行動に自信がある。
6. なにごとにも熱中しやすい。
7. なにごともきちんと片付けないと気がすまない。
8. 緊張したりイライラしやすい。
9. 早口でしゃべる。
10. 並んで順番を待つことがイヤである。

意識しないことから猛烈に働きつづけます。そのため交感神経が緊張しっぱなしとなって血圧を上げ、動脈硬化を促進してしまいます。血液もかたまりやすくなり、ある日突然、狭心症や急性心筋梗塞などの血管事故に遭う人が後を絶たないのです。

一方、タイプA性格と対照的なのがタイプB性格、タイプB行動パターンです。マイペースを守り、リラックスしてものごとに対処し、他人と相談しながら協調性の高い行動をとるのが特徴です。交感神経を緊張させることが少ないため、タイプB性格の人はタイプA性格の人と比べ、急性心筋梗塞などの血管事故に遭う確率が約二分の一以下と報告されています。

正直、性格や行動パターンを変えるのは大変です。しかし、自分がタイプA性格と気付いたら、いままでの思考方法や行動パターンなどを意識的に変えていくことが大切です。意識的に変えていくことで、血管年齢の若返りや血管事故の防止も可能になります。

第七章

下肢静脈瘤を解消し、健康な足をとりもどそう

足の血管が太くふくらむ下肢静脈瘤

足の静脈の血管年齢が老化し、逆流防止弁といわれる静脈弁の損壊をきっかけに生じる代表的な病気といえば**下肢静脈瘤《かしじょうみゃくりゅう》**です。**足のすみずみから心臓に向かって戻っていくはずの血液が逆流し、足の血管が太くふくらんだり、コブのように盛りあがったりする病気**です。

「見た目が気持ち悪く、人前で足を見せられない」
「足がむくみ、重く感じられる」
「足がだるくて痛い」
「かゆみの強い湿疹《しっしん》ができて困っている」
「茶色や黒褐色の色素沈着が生じてみっともない」

下肢静脈瘤によるこうした症状や悩みを抱える人は少なくありません。

患者さんの男女比は一対三くらい。四〇歳以上の女性が発症しやすいといわれます。歳を重ねるにしたがって患者数も増加し、いまやその数は、一〇〇〇万人以上に達するとの報告もあります。

図表18　足の静脈

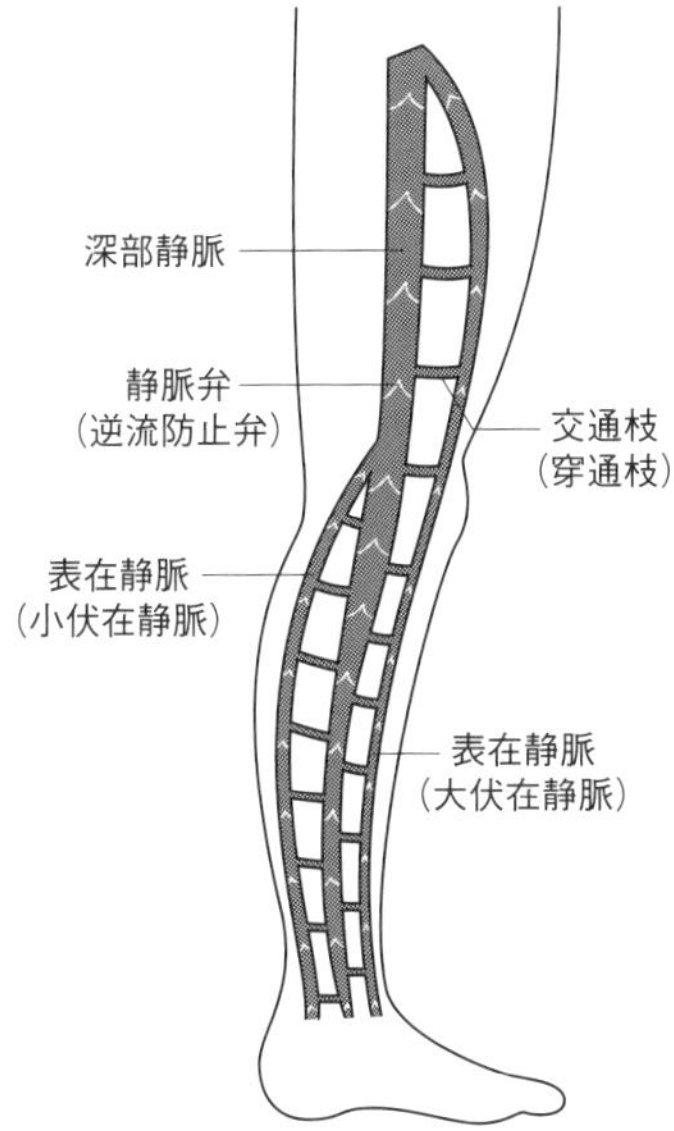

足の静脈は深部静脈と表在静脈のニつに大きく分けられます。深部静脈は足の筋肉の深いところを走る血管で、血液を足先から心臓へ戻す中心ルートです。

表在静脈は、さらに①足首からふくらはぎの内側、太ももの内側を通り、足の付け根で深部静脈に合流する**大伏在《だいふくざい》静脈**と、②足首からふくらはぎの後ろ側を通り、膝の裏で深部静脈に合流する**小伏《しょうふく》在《ざい》静脈**に分けられます。いずれも足の付け根や膝裏の合流箇所だけでなく、それ以外に何本もの交通《こうつう》枝《し》（穿通枝《せんつうし》）で深部静脈と結ばれています。

また、大伏在静脈と小伏在静脈から**無数の細い静脈＝側枝《そくし》静脈**が枝分かれして延びています。そしてさらに細い血管が網の目のように広がり、足全体を覆っているのです。

下肢静脈瘤は大きく次の四つのタイプに分けられます。①**伏在静脈瘤**と②**側枝静脈瘤**、③**網目状静脈瘤**、④**クモの巣状静脈瘤**の四つです。

足の付け根にある深部静脈と大伏在静脈の合流箇所の逆流防止弁が壊れると、深部静脈から大伏在静脈に血液の逆流を招きます。血液の逆流により大伏在静脈の逆流防止弁は次々と壊れ、大量にたまった血液で血管がふくらみ、曲がりくねりながらボコボコと盛りあがっていきます。これが**大伏在静脈瘤**です。

足の膝裏にある深部静脈と小伏在静脈の合流箇所の逆流防止弁が壊れると、深部静脈から小伏在静脈に血液の逆流を招き、前者と同じように血管がふくらみ、ボコボコと盛りあがっていきます。こちらが**小伏在静脈瘤**で、前者の大伏在静脈瘤とあわせて伏在静脈瘤と呼びます。伏在静脈瘤は下肢静脈瘤の中でもっとも多いタイプです。

大伏在静脈や小伏在静脈から枝分かれした側枝静脈の逆流防止弁が壊れ、血液の逆流を招いて生じるのが**側枝静脈瘤**です。膝から下に多くみられ、血管のコブは小さいものの、場所により大きく目立つことも少なくありません。

また、側枝静脈の先の直径二〜三㎜の細い網目状の静脈にも、逆流防止弁が存在します。この逆流防止弁が壊れて逆流すると血管は拡張し、青色の網目状の模様として浮き出てきます。これが**網目状静脈瘤**です。

さらに網目状の静脈の先の、直径一㎜以下のごく細い毛細血管に血液がたまり、放射状に浮き出て、クモの巣のように見えるのが**クモの巣静脈瘤**です。

重力に逆らいながら足の静脈の血液を心臓に向けて戻していくとき、重要な役割を果たしているのがふくらはぎなどの足の筋肉です。

歩行や屈伸《くっしん》などで足を動かすと、筋肉は収縮と弛緩《しかん》を繰り返します。**静脈はいたるところに逆流防止弁が設けられており、筋肉の収縮により血管が圧迫されると血液を上のほうへ押し上げ、筋肉の弛緩で血管が緩み広がると下方から血液を吸い上げます。**足の筋肉がポンプのような働きをすることから**「足の筋ポンプ作用」**といいます。足が「第二の心臓」といわれるゆえんで、足の筋ポンプ作用により足の血液はスムーズに心臓へ送り返されているのです。

下肢静脈瘤の四大原因

しかし、加齢や運動不足などから足の筋ポンプ作用は衰えていきます。自動車の普及や交通機関の発達などで歩くことが少なくなった現代人はなおさらです。**①長時間の立ち仕事や②妊娠・出産、③生来の遺伝的体質、④肥満**などが加わり、下肢静脈瘤の発症を招いたりするのです。

長時間の同じ姿勢の立ち仕事に就いているとほとんど歩きません。足の筋ポンプ作用を封印しているようなものですから、足の血液を上のほうへスムーズに押し上げられず、足の血管にたまりがちとなります。

それでも心臓から足の血管に次々と血液が送られてきます。**足の逆流防止弁は、さらに強い圧力を受け、やがてうまく閉じなくなったりします。**そして、ついに逆流防止弁が壊れ下肢静脈瘤を発症させてしまうのです。

事実、美容師や理容師、調理師、販売員、教師、看護師など、長時間の立ち仕事を強いられる職種の人に下肢静脈瘤の患者さんが少なくありません。

妊娠・出産をきっかけに下肢静脈瘤を発症させる女性も増えています。

図表19　逆流防止弁

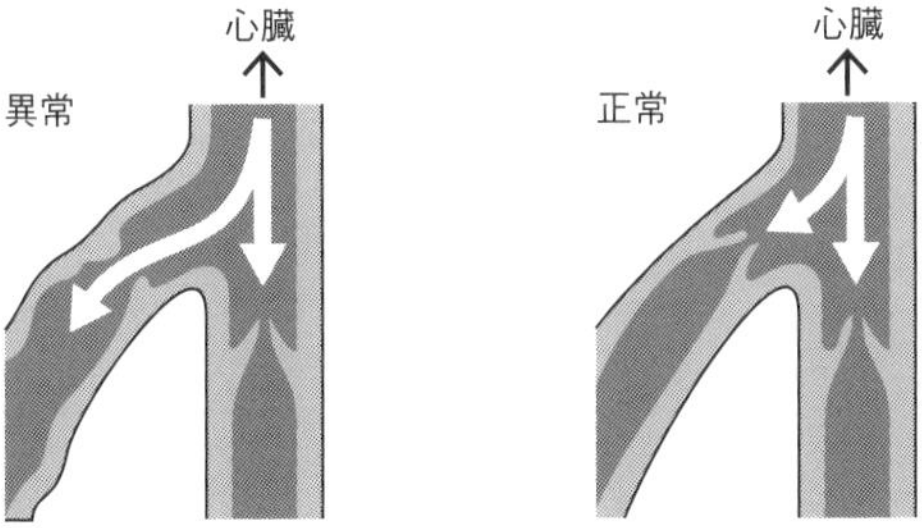

弁が壊れると、血流は逆流して血管にたまり出す。

下肢の静脈には、血液の逆流を防ぐ「弁」がついている。

図表20-1　静脈血の逆流

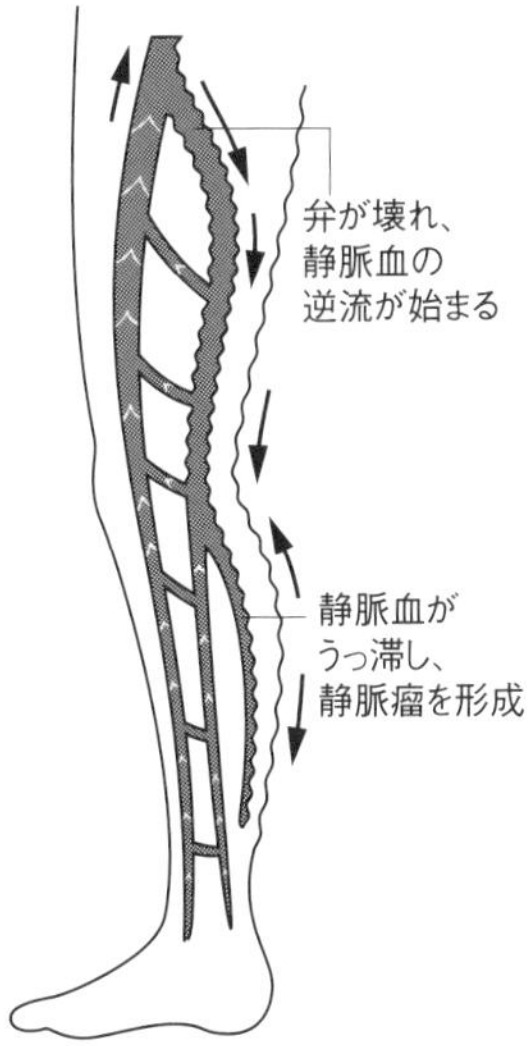

弁が壊れると、静脈血の逆流が起こり、血液は血管内に部分的にたまる。血管はふくらみ、長時間放置するとコブを形成する。

図表20-2　正常な静脈血の流れ

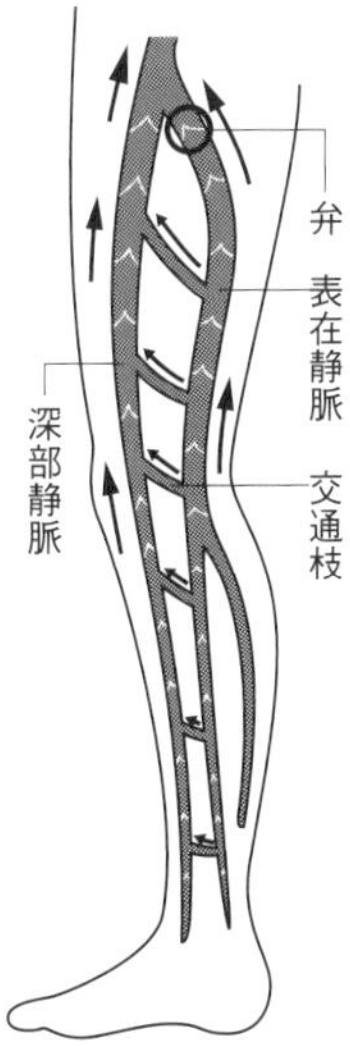

下肢静脈の弁がきちんと機能して、静脈血は心臓へ向かって還る。

妊娠すると、お腹の赤ちゃんに酸素と栄養を補給するため、子宮周辺の血流量が増えていきます。そして、胎児の成長にしたがい子宮が徐々に下がっていきますが、そのことも加わり、足の付け根は強い圧力を受けるようになります。

足の付け根には、大伏在静脈と深部静脈の合流箇所と逆流防止弁が存在します。子宮の下降と血流量の増大から生じた強い圧力は、この足の付け根付近の逆流防止弁にもろにかかってきます。やがてその逆流防止弁を壊し、血液の逆流を招いて伏在静脈瘤を発症させてしまうのです。

妊娠・出産の回数が増えるほど、下肢静脈瘤を発症させる可能性は大きくなります。一人目の妊娠・出産で発症する女性は約一五％にとどまりますが、二人目は約三〇％、三人目は約六〇％にのぼるとの報告も明らかにされています。

ただし、赤ちゃんを何人も産んでいるのに、下肢静脈瘤とまったく無縁という女性もいます。長時間の立ち仕事の職業に就いていても、下肢静脈瘤を発症させる気配がまったくないという人もいます。遺伝的体質が大きく影響しているのではないか、と考えられています。

親兄弟、おじさんやおばさんなどの親族に、下肢静脈瘤の患者さんがいるときは注意してください。自らも下肢静脈瘤を発症させやすい遺伝的体質を受け継いでいる可能性が大きいからです。日頃から足の血管に気をつけ、気になる症状があれば、早めに受診されることをお勧めします。

下肢静脈瘤のレーザー治療

医療は日進月歩、発展しています。下肢静脈瘤の治療も例外ではありません。

現在、**下肢静脈瘤の最新の治療法はレーザー治療です。**①静脈瘤が生じた血管に極細のレーザーファイバーを挿し入れ、内側からレーザーを血管壁に照射して血管を閉塞させる血管内レーザー治療と、②皮膚表面からレーザーを照射し、静脈瘤の生じた血管を収縮させ目立たなくさせる皮膚照射型レーザー治療の二つがあります。

血管内レーザー治療は大伏在静脈瘤や小伏在静脈瘤などの伏在静脈瘤や側枝静脈瘤など、比較的太い血管の下肢静脈瘤を治す治療法です。

まず血液の逆流を招いている血管に、針の付いたレーザーファイバーを刺し、少しずつ血管の中に挿し入れていきます。柔らかで柔軟性に富んだレーザーファイバーを用いるのでスムーズに挿入できます。

次に、波長が一三二〇nmとマイクロパルスレーザーを血管の内側から血管壁に照射します。一秒間に五〇〜六〇回の瞬間的照射を繰り返すパルス照射により、血管を八〇度前後までゆっくりと温め熱していくと、徐々に血管は変性・凝固していくのです。

レーザー照射後にレーザーファイバーを血管から抜き、医療用弾性包帯で足を強く圧迫しながら巻いてしまいます。血管が潰れた状態になり、しばらくすると血管壁がピッタリとくっついていくのです。そのうちに血管は完全に閉塞し、血液の逆流もなくなり、伏在静脈瘤も消失していきます。

治療時間は平均三〇〜四〇分で終了します。あらかじめ簡単な局所麻酔をかけているので、痛みを覚えることもありません。治療後も痛みが生じることはなく、そのままベッドから歩いて帰れます。

血管内レーザー治療によって閉塞させた血管は繊維化し、しだいに皮下組織へ吸収されて消失します。下肢静脈瘤の生じた血管を閉塞・消失させてもまったく問題ありません。深部静脈さえ正常であれば、血液は他の血管を通って深部静脈に流れこみ、心臓へ送り返されるからです。

メリットは、なによりも再発がきわめて少ないこと、患者さんの肉体的負担が最小限に抑えられ、痛みや皮下出血などが少ないこと、さらに皮膚を切開しないので傷が残らないことなどがあげられます。

これまで下肢静脈瘤の根治的治療法として、後で紹介するストリッピング手術が広く行われてきました。血管内レーザー治療はこのストリッピング手術に代わる新たな根治的治療法として国際的に認められています。

いまのところ自費診療の治療とされています。しかし、根治療法としてきわめて優れていることや、患者さんにとって優しい治療であることなどから、ますます広く普及すると期待されています。

私が院長をつとめる東京血管外科クリニックでは、最新の第五世代レーザーのマイクロパルスレーザーを導入し、積極的に血管内レーザー治療に取り組んでいます。下肢静脈瘤に対するレーザー治療で世界一の実績を誇る米国アラバマベインセンターと提携・協力関係を結んでおり、世界最先端のレーザー治療を行っています。

一方、**皮膚照射型レーザー治療は、細い血管の網目状静脈瘤やクモの巣状静脈瘤などに有効なレーザー治療**です。

網目状やクモの巣状に浮き出てきた血管に、皮膚表面からレーザーをパルス照射します。三〇分から一時間くらい照射しつづけると血管壁が変性し、しだいに血管の収縮や閉塞がもたらされ、浮き出ていた血管が目立たなくなっていくのです。日をかえて何回かに分けて行うこともあります。

安心なのはレーザーを照射した血管が熱くならないこと。血管以外の皮膚などの組織にレーザーが反応しないので損傷することもない、という大きなメリットがあります。

従来の下肢静脈瘤の治療方法

従来、下肢静脈瘤は「血管を引き抜く」「血管を縛る」「血管を固める」といった治療で治してきました。すなわち、**硬化療法をはじめ、高位結紮術《こういけっさつじゅつ》やストリッピング手術などの外科的手術、そして圧迫療法などの保存的治療が広く行われてきた**のです。

硬化療法は静脈瘤の生じた血管の中に硬化剤と呼ばれる薬剤を注入し、血管を閉塞させることで静脈瘤を消失させる治療法です。硬化剤で固めた血管は弾性ストッキングで圧迫しつづけ、完全に血管を潰すようにします。主に網目状静脈瘤やクモの巣状静脈瘤など、細い血管に生じている静脈瘤を治す治療法です。

治療時間は一〇分ほどの短時間で済むのですが、再発することが多く、ときに炎症や色素沈着などを招くというデメリットがあります。

高位結紮術は表在静脈と深部静脈の合流箇所を糸で縛り、血流を遮断することで血液の逆流を防ぎ、静脈瘤を消失させる治療法です。大伏在静脈瘤や小伏在静脈瘤の治療に用いられます。

ただし、高位結紮術だけでは再発することが少なくありません。大伏在静脈や小伏在静脈は合流箇所のほかに、何本もの穿通枝で深部静脈と結ばれているからです。この穿通枝を先の硬化療法で潰し、高位結紮術＋硬化療法で治療を完成させるのです。

ストリッピング手術は、大伏在静脈瘤や小伏在静脈瘤など太い血管に生じた静脈瘤に用いられる根治的な治療法です。血管の中にワイヤーを通し、静脈瘤のできた血管をすべて引き抜いてしまう手術です。

難点はひどい痛みを招くこともあるので、全身麻酔や下半身麻酔をかけ、数日から一週間前後の入院が必要とされることです。加えて、手術後の痛みも強く、皮下出血や神経障害などの後遺症が残ることもあります。

圧迫療法は伸縮性の強い弾性ストッキングで血管を圧迫し、足に血液がたまるのを防ぐ治療法です。血管内の余分な血液を減らし、表在静脈から深部静脈への血流を促進し、足全体の血液循環を改善します。

足のだるさやむくみなど下肢静脈瘤の症状を和らげ、その進行を抑える手軽な治療法ですが、圧迫療法のみで下肢静脈瘤を治癒させることはできません。硬化療法や外科的手術などを受けられないときの応急的な治療法といえるでしょう。

レーザー治療は多くの下肢静脈瘤の患者さんに福音《ふくいん》をもたらしています。ストリッピング手術が根治療法として最善の治療法であると理解していても、痛みや長期の入院、後遺症などを心配し、ストリッピング手術を受けるのをためらう患者さんは少なくなかったのです。

高位結紮術や硬化療法は再発することが多く、

「しばらくするとまた再発するのでは……」

と、あきらめていた患者さんも多かったのです。

しかし、レーザー治療は従来のストリッピング手術や高位結紮術、硬化療法などの限界を突き破り、患者さんのそうした心配を一掃してしまいました。見た目の醜《みにく》さはもちろん、足の痛みやだるさ、かゆみの強い湿疹や潰瘍《かいよう》などの下肢静脈瘤のさまざまな症状からすみやかに解放する最先端の治療法が、レーザー治療なのです。

血流を改善させるために日頃から気を付けたいこと

下肢静脈瘤の悪化を抑えたり、再発を予防するには、日頃から心がけたいことがあります。

足の血管に血液がたまりがちとなるのを防ぎ、血液の流れがよくなるように努めることです。

もっとも必要なのは普段から適度な運動を行い、血流を改善していくことです。なかでもウォーキングなどの有酸素運動は静脈を若返らせ、下肢静脈瘤の進行を抑えたり、再発を予防したりするのに効果的です。

太ももやふくらはぎなどの筋肉が鍛えられ、足の筋ポンプ作用も強化されます。足から心臓へ血液がスムーズに戻り、全身の血流も改善されていきます。

美容師や調理師など立ち仕事を強いられる職種の人は、意識的につま先立ちを繰り返したり、足踏みなどを行ったりしてください。足の筋ポンプ作用が作動し、下肢静脈瘤の進行などがしっかりと抑えられます。

デスクワークで長時間、椅子に座りっぱなしの人も気を付けなければなりません。歩かないので血液が足にたまりがちとなり、いつ下肢静脈瘤が発症してもおかしくありません。

椅子に座ったままでもよいので、かかとを意識的に上げ下げする運動を行ってください。ときどき貧乏揺すりを繰り返すのも効果的です。

もちろん、長時間の立ち仕事やデスクワークを避けることも大切です。休憩時間などを利用し、職場のまわりを歩いたり走ったりするだけでも発症・再発の予防などに役立ちます。

　また、肥満に悩んでいたらダイエットに努めることも大切です。太っていると足にも負担がかかり、血流の悪化から下肢静脈瘤の悪化などを招きます。

　とくに太っていると下肢静脈瘤が発症しても気付きにくくなります。足の皮下脂肪が厚く、皮膚の上から見えにくくなるからです。血管の蛇行《だこう》やコブなどの特徴的な症状がみられなくても、足の痛みやだるさ、かゆみの強い湿疹がいつまでも治らないときは下肢静脈瘤を疑い、受診することが求められます。超音波検査などによって下肢静脈瘤の有無が容易に確かめられます。

　便秘の予防に努めることも重要です。便秘のため排便時にいきんだりすると、足の付け根に強い圧力が加わってしまうからです。食物繊維の豊富な食生活を心がけ、水分を十分に摂り、普段から身体を積極的に動かすなどして便秘を解消してください。

　下肢静脈瘤を発症させると、血流の悪化から皮膚が傷つきやすくなります。ちょっとした引っ掻き傷などで皮膚が切れたり擦《す》れたりして、いつまでも治りません。そのうちに細菌感染などから湿疹や潰瘍《かいよう》などが生じてしまいますから、常に足を清潔にしておくことが大切です。

水虫も軽く考えてはいけません。白癬《はくせん》菌の感染が広がり、下肢静脈瘤の湿疹や潰瘍の悪化を招いてしまいます。医療機関を受診し、きちんと水虫を治してください。

下肢静脈瘤の患者さんには弾性ストッキングの積極的活用をお勧めします。特殊な糸の編み方で織られており、足を強く圧迫することで血液のうっ滞を抑え、血流の改善をはかるのです。症状の軽減・緩和や進行防止、再発防止に大いに役立ちます。

とりわけ医療用弾性ストッキングの治療効果は優れています。足首を圧迫する圧がもっとも強く、上のほうへいくにしたがい、圧迫圧が弱くなるようにつくられているストッキングです。足の下部から段階的圧迫を加え、足の血液を心臓に向かって上のほうへ流れやすくして血液の逆流を防止します。

医療用弾性ストッキングを使用するときは医師とよく相談し、個々の患者さんに即した最適のタイプを使用するようにしてください。

著者略歴

一九七七年東京都に生まれる。形成外科専門医、下肢静脈瘤血管内焼灼術・認定医、指導医。

二〇〇二年三月北里大学医学部卒業。同年四月より日本医科大学付属病院、船橋総合病院、大浜第一病院、会津中央病院を経て、動脈の血管年齢を改善する指導、及び下肢静脈瘤の世界最先端のレーザー治療を専門とする東京血管外科クリニックの院長をつとめる。

血管《けっかん》年齢《ねんれい》を簡単《かんたん》に10歳《さい》若《わか》くする方法《ほうほう》

——日本人《にほんじん》は4人《よにん》に1人《ひとり》が「血管《けっかん》」で死《し》んでいる

二〇一五年九月一一日　第一刷発行

著者　久《く》保《ぼ》一人《かずひと》

発行者　古屋信吾

発行所　株式会社さくら舎　http://www.sakurasha.com

東京都千代田区富士見一-二-一一　〒一〇二-〇〇七一

電話　営業　〇三-五二一一-六五三三　ＦＡＸ　〇三-五二一一-六四八一

編集　〇三-五二一一-六四八〇

振替　〇〇一九〇-八-四〇二〇六〇

装丁　石間　淳

本文組版　朝日メディアインターナショナル株式会社

印刷・製本　中央精版印刷株式会社

ISBN978-4-86581-025-7